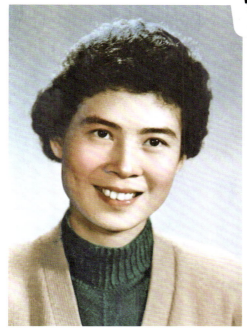

年轻时的蔡连香教授

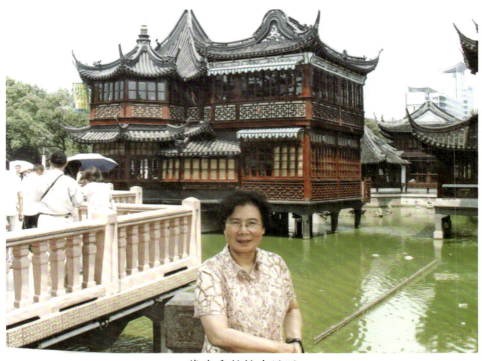

蔡连香教授生活照

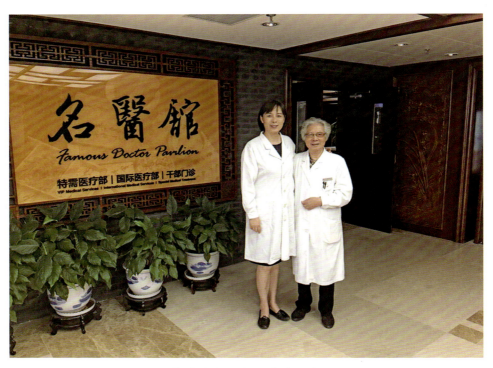

蔡连香教授与编者在一起

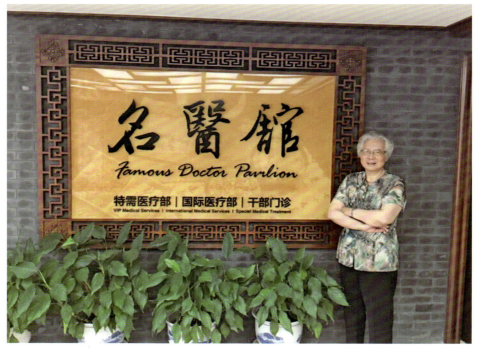

蔡连香教授在中国中医科学院西苑医院名医馆

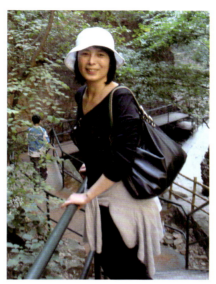

编者周佩云博士后生活照

蔡连香教授病历书写缩影

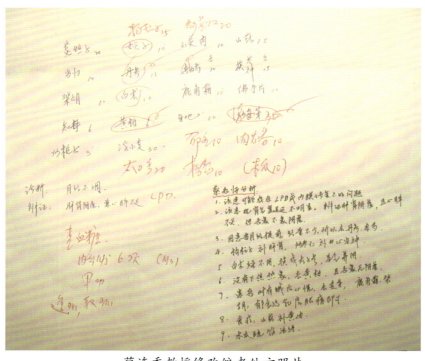

蔡连香教授修改编者处方照片

蔡连香教授修改编者处方照片

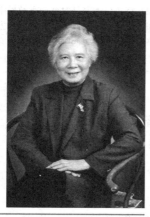

国家级名老中医临床经验实录丛书

蔡连香

妇科临证实录

主审　蔡连香

编著　周佩云

中国医药科技出版社

内 容 提 要

　　蔡连香教授从事中医为主、中西医结合为辅的妇科临床工作 50 余年，在妇科疾病的治疗方面积累了丰富的临床经验，尤其在妇科内分泌性疾病、月经病、不孕不育症、围绝经期综合征、生殖系统炎症性疾病等方面的诊治独具特色。本书是对蔡连香教授中医妇科诊疗经验的总结，从成才之路、学术特色、学术渊源、特色诊治及专病论治五个方面对蔡教授的用药思路和治疗经验进行了系统整理。本书对于中医和中西医临床医生具有重要的参考价值。

图书在版编目（CIP）数据

蔡连香妇科临证实录 / 周佩云编著. —北京：

中国医药科技出版社，2016.9（2024.8重印）

（国家级名老中医临床经验实录丛书）

ISBN 978-7-5067-8621-8

Ⅰ.①蔡⋯　Ⅱ.①周⋯　Ⅲ.①中医妇科学—临床医学—经验—中国—现代　Ⅳ.①R271.1

中国版本图书馆CIP数据核字（2016）第176078号

美术编辑　陈君杞

版式设计　麦和文化

出版　中国医药科技出版社

地址　北京市海淀区文慧园北路甲 22 号

邮编　100082

电话　发行：010-62227427　邮购：010-62236938

网址　www. cmstp. com

规格　710×1000mm $^1/_{16}$

印张　13 $^3/_4$

字数　203 千字

版次　2016 年 9 月第 1 版

印次　2024年 8 月第 2 次印刷

印刷　大厂回族自治县彩虹印刷有限公司

经销　全国各地新华书店

书号　ISBN 978-7-5067-8621-8

定价　32.00 元

　　本人有幸作为第一批中国中医科学院著名中医药专家学术经验传承博士后，从事蔡连香老师学术思想与临证经验研究工作。在跟师随诊、面传口授、掌握第一手资料的基础上，查阅大量古今文献，对蔡老师的典型医案及口授内容整理分析，归纳了蔡老师临床经验的学术渊源和学术思想，提炼出其"补肾填精"为本治疗妇科疾患的学术主张。

　　全书共分为五章：第一章总结了蔡老师的成才之路。第二章阐述了蔡老师的学术特色，包括蔡老师常用的内治法（补肾方法、调肝脾方法、调气血方法、灵活运用中药人工周期疗法），常用的外治法，中西合参、辨证辨病相结合的经验，以及蔡老师的用药特色。第三章探究了蔡老师的学术渊源。第四、五章还原了蔡老师的经典医案，首先重点论述了蔡老师内服外用相结合治疗卵巢功能低下的独特治法，以体现蔡老师的学术思想和临床特色；其次总结了蔡老师治疗不孕症、先兆流产、多囊卵巢综合征、痛经、功能失调性子宫出血、月经量少、黄体功能不健、围绝经期综合征等妇科常见疾病的诊疗特色。

　　希望本书可以让更多同道能更深入了解蔡老师的学术理论与贡献，以造福更多病患，尽授业弘扬师道之责任，并回报恩师多年的苦心栽培。

编者

2016年6月

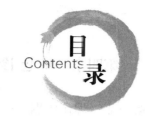

Contents 目录

第一章 成才之路

蔡连香老师1963年毕业于上海中医药大学医疗系（六年制），同年到中国中医科学院西苑医院妇科工作，并拜名医郑守谦为师。曾多次进修中西医理论与临床，如1979年参加上海妇产医院举办的全国首届内分泌学习班3个多月，1984~1985年中国中医科学院研究生部研究生代培班学习1年，重点学习四大经典著作。1978年晋升主治医师。1985年1月加入中国共产党，1985年晋升副主任医师，1988年评为硕士生导师，1990年晋升研究员。1997年聘为博士生导师，1997年、2003年分别评为全国第二、三届名老中医药专家师承导师、专家学术经验指导老师，2000年北京军区聘为高层次人才培养"云梯计划"带徒专家。

蔡老师曾任西苑医院专家委员会委员，中国中医科学院学术委员会及学位评定委员会委员等职多年，中华医学会医疗事故鉴定专家库成员，新加坡中华医学会国外专家咨询委员，获国务院颁发的政府特殊津贴。

蔡老师50余年来一直从事中医为主、中西医结合为辅的妇科临床工作，同时兼顾科研和教学。在临床实践中，以中医药为主体，努力继承前辈经验，博采众长，并融入现代医学的理论和检测手段，对妇科内分泌性疾病、月经病、不孕不育症、围绝经期综合征、生殖系统炎症性疾病等均有自己独特的认识。在中医理论上，尤其重视肾、肝、脾三脏在妇科生理病理上的重要地位，重视气血，赞同并发挥了"肾轴理论""胞宫藏泻理论"。在治疗上，注重辨证与辨病相结合。发表"调经种子81例""养血补肾片治疗肾虚型闭经""月经后期162例""中医治疗女性不孕重在调经探源"等学术文章30余篇，主编、参编专业书籍多本。获国家中医药管理局科技进步三等奖1项，中国中医科学院科研奖3项。

蔡老师的学术思想源于中医经典著作，并善于吸取诸家精华，在继承中

第一章
成才之路

1

发展、创新，形成独特的学术思想及临床经验。蔡老师从医50余载，成为一代名医，与其严谨的治学方法是分不开的。

一、博采众长　尊古不泥古

研读《内经》，成为蔡老师学术思想之源。蔡老师博览历代有代表性的妇科著作，博采众家之长，研究《妇人大全良方》，重视妇人以血为本；精研《妇人规》，窥见张景岳注重肾脾、阴血、冲任、调阴阳的观点；通过研习叶天士的《临证指南医案》，重视奇经辨证，选用血肉有情之品，达到"通补奇经"的目的；参阅《医学衷中参西录》，中西汇通，调理肾脾，重视冲脉，擅用活血祛瘀之品。同时深入研究王清任的活血化瘀法、张山雷治疗崩漏的独到用药经验等，结合自己的临床经验加以发扬创新，形成了自己治疗不孕症、先兆流产、卵巢功能低下、多囊卵巢综合征、功能失调性子宫出血、痛经、盆腔炎、子宫内膜异位症、围绝经期综合征等独特经验。

二、坚持临床　勤思考　不断学习

蔡老师在医疗实践中不断学习他人之长，加以发挥，如参考当代医家罗元凯的肾轴理论，灵活应用中药人工周期等。蔡老师认为各家著作、医案、相关杂志等均应阅览，不断汲取精华，充实自己。医学的笃行，就是临床实践，几十年来始终坚持临床，精专于妇科疾病。同时，勤思考，将理论用于临床并指导科研，不断提高临床及科研能力。

三、医者仁心

蔡老师面对每一位患者，总是非常耐心地询问病情，望闻问切极为仔细，病历书写内容详尽，遣方用药认真揣度。妇科用药有着周期性的特点，对于外地患者，一次诊治会开出不同周期的多个处方，并耐心告诉患者用药方法、注意事项。就像《大医精诚》所说："凡大医治病，必当安神定志。"遵循："无欲无求"先发大慈恻隐之心，誓愿普救含灵之苦之心；对患者要做到"普同一等，皆有至亲之想，不得问其贵贱贫富，长幼妍媸，怨亲善友，华夷愚智""见彼之苦，若己有之……一心赴救"。

四、跟随良师　学习同道

蔡老师认为医学院毕业后虽学到了一些理论知识，对某些疾病也有所了解，或能做出简单的诊治，但这些离成为一名好医生还相差很远。所以进入工作岗位，实际上是重新学习的开始。蔡老师有幸拜名医郑守谦为师，成为他的一名关门弟子，郑老在注重四诊合参的基础上，尤重望诊，十分强调审证求因，治病贵在治本，从百病皆生于气的观点，认为女子属阴，气多郁，故气病多见，调气和血法临床常用，郑老用药十分精细，轻灵活泼，并注意弊端，避免不良反应。郑老和前辈的指教使蔡老师一生受益。遗憾的是"文化大革命"中断了学习的机会，后恩师又谢世。郑老一生学而不倦，博览群籍，要求弟子学习女科，应在全盘掌握整个中医思想体系和一般治疗规律下，重点学习专科，要在熟能生巧中灵活运用，不断提高，切忌急躁取巧，只学临床几个处方，而不钻透全部理论。郑老的教诲一直印在蔡老师的脑海中，并时时指导着蔡老师的临床工作。

除了郑老的教诲外，蔡老师还向名医钱伯煊、付方珍等前辈学习，他们各有独到之处，如钱老偏重补肝肾，付老重视除湿，西医学中医的前辈如赵树仪主任、刘熙政主任，她们不仅是师姐，更是老师，她们传授蔡老师从郑老那学来的经验，并在西医妇科方面给予蔡老师很多教诲。

五、中医为本　西医为用

中医药是个伟大的宝库，需要人才继承、挖掘和发扬，并走向世界，因此吸收现代医学的检测方法，对疾病做出准确的诊断，可弥补中医的不足，例如妇科崩漏一症，可以是功能性疾病，但也可以是器质性的疾病，其中可能是恶性肿瘤，对于后者如能及时诊断，采取较有效的西医或中西医结合的措施，将大大提高患者的生存期和改善生活质量。虽然中医药治疗疑难杂症有很好的疗效，但不要固步自封，既要脚踏实地学好中医，又要学好西医，西为中用，或中西医结合，提高疗效，发扬和光大中医。

科学技术在突飞猛进，疗效是随着知识面的增宽、新技术的掌握、新知识的增多而提高的。

第二章 学术特色

蔡老师认为，女性经、带、胎、产、乳诸疾，病机以"肾虚"为本，治当"补肾填精"，"精"包括"先天之精"和"后天之精"，是女性生理活动的物质基础，补肾填精以调经、助孕、安胎、治带。治疗月经病、不孕不育灵活运用人工周期。配合外治法以提高疗效，临床中中西合参，辨证辨病相结合。临证时还需重视肝脾，调理气血。

一、补肾填精为本

（一）妇科疾患，肾虚为本

女性与男性的不同之处，在于生理上有主持月经、带下、胎产、哺乳及维持女性生理特征的器官，蔡老师认为经、带、孕、产、乳妇产科诸疾，均与肾密切相关。这些疾病的发生、发展多由各种原因最终导致冲任、胞宫受损而发病，即"五脏之伤，穷必及肾"。

（二）"精"是女性生理活动的物质基础

补肾填精的"精"包括两方面，一是禀受于父母的"先天之精"，二是水谷精微所化生的"后天之精"。在生命发生之际，精即形成。在生命诞生后，精藏于肾，并继续成为生殖活动的基本物质，从而代代相传，生生不息。如《素问·金匮真言论》云："夫精者，生之本也。"肾精是产生生殖之精的物质基础，肾精的盛衰影响生殖之精的生成。肾精旺盛充沛，则生殖之精健全；肾精虚弱匮乏，生殖之精质量则差，甚至丧失繁衍后代的能力。先天之精还需要后天之精的不断充养，使肾精逐渐趋于充盛。后天之精，由脾胃化生水谷精微而成，转输并营养五脏六腑，《素问·上古天真论》曰："肾者主水，受五脏六腑之精而藏之……"先天之精是后天之精的根本，并赖后天之精不断滋养。先、后天之精共成人体之精，从而化气生血，成为女性生理活动的物质基础。

（三）补肾填精理论的临床应用

1. 补肾填精以调经

肾藏精，肾精化血，正常的月经以肾气的充盛，天癸至以及冲任二脉的功能正常为前提。月经过多、崩漏、月经量少、月经稀发、闭经等病，病机有肾虚、肝郁、痰湿、血瘀等，而补肾填精是治疗的基本点。

2. 补肾填精以助孕

肾主生殖，肾气充盛，天癸成熟，冲任二脉通盛，则能孕育胎儿。不孕症的症候复杂，排卵障碍是常见因素，补肾填精不仅可以促排卵，还能改善黄体功能。尤其高龄不孕患者，卵巢储备功能下降甚至是卵巢早衰所致的排卵障碍，通过补肾填精法以填精固本，调理天癸与冲任，在提高卵巢功能、调经促排卵方面取得一定的疗效。

现代辅助生育技术通过人工授精、体外授精、配子或胚胎移植等手段为许多不孕夫妇解决了孕育难题，然而子宫内膜容受性、卵子质量、胚胎质量均直接影响妊娠，通过补肾填精治疗，有助于提高卵细胞和胚胎的质量，改善子宫内膜的容受性，从而提高妊娠率。部分不孕症是免疫因素所致，如抗精子抗体、抗磷脂抗体等，应用补肾填精兼活血化瘀药物治疗免疫性不孕具有一定的疗效。

3. 补肾填精以安胎

肾藏精而系胞，胎孕的牢固，依赖肾脏封藏之功，肾精不足，冲任不固，胞失肾系，胎元不固，可致胎动不安、胎漏，甚至堕胎或胎死腹中。故治疗妊娠病，以补肾安胎为主。蔡老师保胎以补肾填精为主，同时健脾养血，固冲安胎。

4. 补肾填精以治带

"肾者主蛰，精之处也"，肾系胞，司二阴，主疏泄，液的气化、蒸腾又本于肾。带下的产生是肾精充盛随肾气而藏泻，充养和濡润于前阴。带下的出现、涸竭以及量、色、质的变化皆有常度，它直接受肾气盛衰的主宰。带下病虽多因脾虚湿邪为患，但终究为肾虚，导致任脉失固，带脉失约；或由湿热、湿毒损及胞宫、阴部，以致任、带二脉失固，发生带下的量、色、质的改变。

另外，老年性阴道炎的根本在于卵巢功能的衰退，蔡老师用补肾填精为基本治法治疗，随症加减，取得较好的临床疗效。

（四）具体方药

1. 补肾阴常用方

肾气由肾精所化，肾精充足则化气有源。此法用于肾精亏虚引起的月经病、不孕、胎漏、妊娠小便淋痛、绝经前后诸证等。常用左归丸、六味地黄丸、养精种玉汤等加减。

2. 肾阴阳双补常用方

适用于阴病及阳，阳病及阴，或久病及肾，肾阴阳俱虚所致的妇科病症，如崩漏、闭经、绝经前后诸证、滑胎、不孕症等。常用归肾丸、加减苁蓉菟丝子丸。

3. 温肾助阳常用方

单纯肾阳虚的患者比较少见，此法适用于肾阳虚所致的月经病、宫寒不孕、黄体功能不健、妊娠水肿等，根据具体情况温肾利水、温阳益气，常用肾气丸、右归丸。蔡老师治疗甲状腺功能减退常用温肾阳药，真武汤加巴戟天、菟丝子等。

4. 常用补肾药

（1）补肾阳药

①菟丝子：味甘，性温。既补肾阳，又补肾阴，偏于补阳。用于肾阳不足、精血亏虚所致的月经过少、闭经、不孕等症。菟丝子还长于固肾安胎，与续断、桑寄生、阿胶治疗肾虚、胎元不固之胎漏、胎动不安及滑胎。

②仙茅、淫羊藿：二药均有温肾壮阳之功效，临床常相须为用，治疗因肾阳虚所致的月经过少、月经后期、闭经、不孕、性功能减退。

③杜仲、续断：杜仲味甘，性温；续断，味辛、甘、苦，性微温。二药均有补肝肾、调冲任、安胎元之功。杜仲强筋骨，用于肝肾不足、腰膝酸痛

及痿软无力之证。续断既能补肝肾又能行血脉，有补而不滞的优点。

④鹿角片、鹿角胶、鹿角霜：鹿角片味咸，性温，归肝、肾经，可补肾助阳。鹿角胶味甘、咸，性温，补力稍弱，可补肝肾，益精血，并有良好的止血作用。鹿角霜益肾助阳，补力虽弱，但不滋腻，且有收敛作用，可治子宫虚冷、崩漏、带下等证，此外能缓解乳胀症状，对乳腺炎有较好的治疗作用，也常用于高泌乳素血症的治疗。

⑤肉苁蓉：归肾、大肠经。即可补肾助阳、益精血，又可润肠通便。

⑥紫河车：甘、咸、温，归肺、肝、肾经。有补精、养血、益气之功效。本品有补肝肾、益精血的功效，兼有补阳作用。用于肾气不足、精血衰少所致的不孕、胎漏、胎动不安、胎萎不长等证。

⑦巴戟天：辛、甘，微温，归肾经。既可补肾阳又可祛风湿。

⑧益智仁：辛、温，归脾、肾经。有暖肾固精缩尿之功效。用于肾气虚寒，遗尿、尿频、夜尿增多。

⑨紫石英：甘、温，归心、肾、肺经。有镇心安神、温肺、暖宫之功效。治虚劳惊悸，咳逆上气，妇女血海虚寒不孕。

（2）补肾阴药

①熟地：甘、微温，归肝、肾经。有养血滋阴、补精益髓之功效，为滋阴的主药、补血的要药。但性质黏腻，有碍消化，宜与健脾胃药如陈皮、砂仁等同用。

②龟甲、鳖甲：龟甲味甘咸，性寒，归肝、肾、心经；鳖甲味咸，性寒，归肝经。二药均为血肉有情之品，具有滋阴潜阳的作用，龟甲长于滋阴养血，鳖甲善于软坚散结。

③女贞子：味甘、苦，性凉，归肝、肾经。有补益肝肾、清热明目之功效。本品虽补而不腻，但性质偏凉，脾胃虚寒泄泻及阳虚者忌用。

④山茱萸：味酸，性微温。有补益肝肾、收敛固涩之功效。既能补精又可助阳。滋阴之中又善收敛固涩，故可治疗肝肾不足、冲任不固所致的崩中漏下及肝肾虚损、精气失藏之带下病，产后自汗、盗汗、乳汁自出等。

⑤枸杞子：味甘，性平，归肝、肾、肺经。既善补肝肾之阴，又长于养血明目。常用于治疗肝肾不足、阴血亏虚所致的月经稀发、闭经等症，及肝肾阴虚，精血不能濡目之目干涩、视物模糊。

⑥何首乌：味苦、甘、涩，性微温，归肝、肾经。有补益精血、润肠通

便之功效。可治精血不足，肠燥便秘。

⑦黑芝麻：味甘，性平，归肝、肾经。有补益精血、润燥滑肠之功效。常用于治疗妊娠便秘。

⑧黄精：味甘，性平，归脾、肺、肾经。有补肾益精、补脾气、益脾阴之功效。

5. 重视兼症，随症加减

（1）补肾养血：蔡老师根据女子以血为本、血旺则经调、血盛则怀胎的论点，在补肾的同时佐以养血药，如何首乌、当归、白芍、阿胶，使肾精得养，肾气旺，血气足，天癸充盛，冲任得滋，月经才能按时而至，胎孕乃成。适用于肾虚、血虚所致的月经后期、月经稀少、闭经、不孕症、胎漏、胎动不安等。

（2）补肾活血：当患者辨证属肾虚兼血瘀之象时，或因子宫内膜异位症、子宫腺肌病、子宫肌瘤以及输卵管因素等导致的不孕时，根据辨证辨病相结合的原则，补肾同时酌加活血之品，如当归、丹参、赤芍、鸡血藤、桃仁、红花、莪术、蒲黄、五灵脂、水蛭等。在排卵期也喜用补肾活血之法，以助卵泡发育成熟并顺利排出。蔡老师认为补肾活血可增加卵巢的血流，改善微循环，促进卵泡发育。

蔡老师补肾活血、补肾养血方中均喜用当归，当归味甘、辛，性温，归肝、心、脾经，具有补血活血、调经止痛的作用，既可补血，又能活血，被视为妇科调经补血之圣药，脾虚便溏者慎用。现代药理研究证明，当归含有挥发油，具有抗血小板凝聚和抗血栓、扩张血管等作用。对非特异性和特异性免疫功能都有增强作用。

（3）补肾健脾：肾为先天之本，脾为后天之本，脾与肾在生理病理上关系十分密切，如脾胃的升降纳运功能，必得肾阳命火的温煦作用，才能得以不断运行。若后天脾胃不健，水谷精微化源不足，则肾精无以充养，经血无以化生，胎无所养，产后乳汁不足。蔡老师补肾同时健脾胃，即后天养先天之意，同时脾胃健，还有利于药物的吸收及机体的康复。此法适用于肾虚兼脾虚或脾肾两虚之月经病、不孕症、胎漏、胎动不安、带下等。喜用补肾药加党参、白术、茯苓、山药、莲肉、炒扁豆、陈皮、炙甘草等。

（4）补肾疏肝：肝为肾之子，肝郁而肾亦郁，因此补肾兼疏肝，此法多用于肾虚肝郁的月经病、乳腺增生、围绝经期综合征，以及黄体功能不健、高泌乳素血症、不孕症等。常用补肾药和柴胡疏肝散、逍遥散、加味逍遥散加减，常用疏肝药如柴胡、香附、郁金、玫瑰花、合欢皮等。

二、重视肝脾

肝藏血，主疏泄，体阴而用阳。肝所藏之血，除营养全身外，并注入血海，肝的藏血与疏泄功能调整着血海的蓄溢有常，使月经如期而至。肝的经脉循行又绕阴器，抵少腹，夹胃贯膈布两胁，经乳头而达颠顶，所以肝与前阴、少腹、乳部、胃等有密切的生理联系。肝气的疏泄和肝血的畅旺直接调节着乳汁的通调、少腹气血的调匀以及阴部肌肤毛际的充养。

肝肾同源，精血互生。肝肾的关系密不可分，肾阴不足，亦可引起肝阴不足，导致肝阳偏亢的病理变化。反之肝血不足，也可导致肾精不足。肝肾共同担负着月经、孕育、分娩与哺乳等重要生理功能。

女子性多忧思，且"三七"之后至"六七"之前身体健壮，多数要承担繁重的家务劳动，加上工作劳累紧张，容易因肝气郁滞致病，因而有"万病不离乎郁，诸郁皆属于肝"之说。另外，如婚久不孕的患者，承受着来自社会和家人的压力，多有肝郁。所以治疗妇科疾患，补肾填精同时不忘调肝。

肾为先天，脾为后天。脾胃的功能正常与否，与女性生理病理密切相关，正如薛己所说："血者水谷之精气也，和调五脏，洒陈六腑，在男子则化为精，在女子则上为乳汁，下为月水，故虽心主血，肝藏血，亦皆统摄于脾，补脾和胃，血自生也。"女性以血为本，经孕产乳皆赖于血，血之化源在脾，且冲脉隶属阳明，阳明为多气多血之腑，脾胃健旺，精微充足，血气旺盛，冲任充沛，则无以病生。若脾胃功能失调，则直接或间接导致多种妇科疾患。脾失健运，化源不足，不能濡养冲任，胞脉空虚，则见月经稀少，甚至闭经。脾气失充，冲任脉虚，难于受孕。脾虚不摄，血不循经，出现崩漏、经期延长等症。脾胃功能失调，清阳不升，中气下陷，则可引起子宫脱垂、崩漏、带下等症。妊娠期母体供给胚胎营养有赖于脾胃所运化之水谷精微，气血旺盛，胎元得养。若脾胃虚弱，运化失职，胎失所养，则胎萎不长、胎动不安、胎漏，甚至堕胎小产。同时若脾胃虚弱，药补难达于诸经，终无助于精血。所以，临证需时时不忘顾护脾胃。

调肝常用滋补肝肾法、健脾疏肝法、疏肝解郁法、疏肝清热法、暖肝法。疏肝多用柴胡疏肝散、逍遥散或丹栀逍遥散，药常用柴胡、香附、佛手片、陈皮、玫瑰花、郁金、合欢皮等。兼寒则加乌药、小茴香等暖肝散寒；兼热则加丹皮、栀子、生地、黄芩等清肝火；肝为阳脏，疏肝解郁不可一味依靠辛燥劫阴之品，否则易造成肝郁化燥、气逆化火的病理变化，因此，在应用香燥辛散药物时，适当佐以如当归、白芍等以缓肝急。蔡老师治疗月经量少、月经稀发、闭经、痛经、不孕等辨证属肝血亏虚或肝肾阴虚者，于大队养血柔肝、益肾填精药中，佐以柴胡、香附、佛手片、陈皮、玫瑰花、郁金等疏肝之品，以助其升发之机。

蔡老师临证时注意健护脾胃，滋其化源，维护正气，正气强盛则力能抗邪。苦寒之药不宜久用，中病即止，使用时亦当配伍保护胃气之药。健脾益气药常用党参、黄芪、白术、扁豆、茯苓、莲子肉、山药、炙甘草等；升阳药常用柴胡、葛根、升麻等；化湿健脾药如苍术、厚朴、半夏、陈皮、薏苡仁、藿香、佩兰等。当补血填精之时常佐理气开胃之品，如陈皮、木香、砂仁、焦三仙、鸡内金等药，以免厚味滞腻，碍胃满中，困脾伤胃。

三、注重调气血

陈自明在《妇人大全良方》中首先提出"妇人以血为基本"的学术观点："气血者，人之神也，然妇人以血为基本，苟能谨于调护，则血气宜行，其神自清，月水如期。"《圣济总录·妇人气血门》说："血为荣，气为卫，行阴行阳……内之五脏六腑，外之百骸九窍，莫不假此而致养。矧妇人纯阴，以血为本，以气为用，在上为乳饮，在下为月事，养之得道，则荣卫流行而不乖，调之失理，则气血愆期而不应。"说明了气血在女性生理中的特殊作用。

气为阳，血为阴，有营脏腑、充经络、携天癸、化月经、养胞胎、生乳汁、资津液等功能。

蔡老师在临证时寓调气与理血之中，气机调和，血脉畅通，则病自愈。

蔡老师调理气血之法，以临床辨证结果而定。如治疗气虚不运、血行无力、脉络瘀滞引起的月经过少、闭经、痛经、不孕、乳汁不行、癥瘕等证，益气和活血并用，气行则血行。治疗因血虚导致的月经后期、月经稀少、闭经、不孕、胎萎不长、产后缺乳等，益气养血，气旺血生。治疗因气虚不摄所致的月经过多、经期延长、崩漏、胎漏等证，以补气摄血为主，气旺则能统血摄血。

蔡老师在调理气血时，尤善疏肝理气，例如治疗因气滞血瘀、脉络瘀阻所致的月经不调、痛经、闭经、癥瘕、不孕等证，当疏肝理气配合活血化瘀，务宜顺气，气顺则血行，气调则血和。如朱震亨所云："血气冲和，万病不生，一有怫郁，诸病生焉。"即使阴血不足，肝体失养，养血亦需参以疏肝。由于女性血常不足，理气药不能过于香燥，以免耗伤阴血，理气同时常佐白芍、当归等益血之品，兼顾阴血。

四、灵活运用中药人工周期

"中药人工周期疗法"是在卵巢周期的四个阶段：卵泡期、排卵期、黄体期、月经期给予阶段性用药。根据生殖有赖于肾气—天癸—冲任—胞宫之间的平衡为理论依据，以补肾为主要治疗法则，依不同阶段阴阳转化的规律，灵活应用补肾滋阴法、温阳法，使阴阳适时转化，胞宫藏泻有序，同时辅以健脾疏肝、养血活血等。

蔡老师运用中药人工周期的特点是不拘泥于各期的天数，在前人的基础上发挥。因为排卵障碍患者的月经周期多不规律，有些患者的卵泡期长而黄体期短，应以中医理论结合现代医学检查，如患者内分泌、基础体温、宫颈黏液、阴道脱落细胞及B超判定患者正处于何期，以调整治疗方案。这样目的性更强，疗效更好。

（一）卵泡期

为月经干净后至排卵前，此期是卵泡发育及子宫内膜修复、增生的时期，由于雌激素水平逐步升高，促使子宫内膜增生、变厚，为排卵作准备。因经后血海空虚，阴血不足，患者常表现为腰酸疲乏、白带少，宫颈黏液无典型羊齿状结晶出现，阴道脱落细胞涂片表层角化指数低，此期治以补肾填精、养血为主，多用炙龟甲、熟地、菟丝子、女贞子、当归、丹参、鸡血藤等，使精血充盛、气血和调，为受孕打下良好的物质基础。如果经过20余天的治疗患者仍无透明白带的排卵迹象，则通过B超检查子宫内膜厚度及有无优势卵泡出现，如子宫内膜薄，无优势卵泡，继续补肾填精养血，可以用紫河车、覆盆子、红花，瘀不明显则将红花改为丹参、鸡血藤，如果大便干加桃仁，养阴可以用龟甲、熟地、女贞子，一般不用旱莲草，因为旱莲草有止血作用，早期应用意义不大。女贞子对脾胃不好，腹泻者不用。如内膜已增厚，则养血活血，祛瘀生新，使胞宫当泻则泻，常选用当归、赤芍、川芎、桃仁、红花、鸡血藤、莪术、川牛膝等。

（二）排卵期

此期子宫内膜受雌激素的不断刺激而日渐增厚，同时卵泡发育成熟，并在垂体促性腺激素作用下卵泡破裂排卵。中医认为此期为肾之阴精蓄积到一定程度，是由阴转阳，阳气躁动，只待化生的时期。此时患者有透明白带，宫颈黏液出现典型的羊齿状结晶，阴道脱落细胞以表层为主，角化指数可达50%以上。蔡老师此时治疗上因势利导，酌加温阳通络、行气活血之品，如巴戟天、肉苁蓉、丹参、红花、皂角刺、莪术、柴胡、王不留行、穿山甲、黄芪等，温肾助阳可以促其转化，活血可以增加卵巢的血流量，加速卵泡发育、成熟，理气通络助卵泡顺利排出以受精。此期用药一般2~3剂即可。

（三）黄体期

为从排卵后到行经前，BBT呈高温相的阶段。排卵后由于卵巢黄体的形成，子宫内膜在增生的基础上受雌、孕激素的影响出现分泌现象，内膜继续增厚，腺体继续变长、弯曲，为胚胎着床做好准备。中医认为此期为由阴入阳阶段，阴精化为阳气，温煦子宫，以利孕卵生长。此期若BBT上升幅度不足0.3℃，或呈爬坡样上升，或高温相持续时间少于12天，为黄体功能不健。此期治疗当补肾健脾，兼疏肝以助黄体，常用：巴戟天、肉苁蓉、淫羊藿、柴胡、熟地、山药、香附、佛手，其中佛手较平和，为常用理气药。脾虚加莲肉、茯苓、陈皮；肝肾不足加山萸肉、菟丝子、覆盆子；若内膜薄，治疗同卵泡期，补肾养血。

（四）行经期

此期由于排出的卵子未受精，黄体萎缩，雌、孕激素水平随之下降，使子宫内膜未得到性激素的支持，发生坏死、剥脱，月经来潮。蔡老师常根据月经量的多少用药，月经量少者以养血活血、化瘀生新为主，因势利导，祛瘀生新。月经量多者多为气虚，治疗补气摄血，可用归脾汤，加少量益母草、蒲黄，祛瘀不伤正。月经量少常用桃红四物汤、血府逐瘀汤，常用药：水蛭、川续断、牛膝、红花、泽兰、益母草、生黄芪、枳壳、香附。

五、善用外治法

外治法是中医治疗学的组成部分，源远流长，内容丰富。马王堆出土的《五十二病方》载有烙法、烟熏或蒸汽熏法、熨法、砭法、灸法、按摩法等，其中亦有用于妇科疾病的，可算是妇科疾病外治法的最早记载。张仲景在《伤寒杂病论》中列举了熏、洗、摩、导、坐、针、灸等多种外治法，其在《金匮要略·妇人杂病脉证并治》中以"蛇床子散"为温阴中坐药治寒湿带下，"狼牙汤"淋洗阴部治下焦湿热、阴中生疮，矾石纳入阴中治内有"干血"阴中时下白带；"膏发煎"导肠治胃气下泄、阴吹正喧。

蔡老师非常赞同吴师机《理瀹骈文》中的观点："外治之理，即内治之理；外治之药，即内治之药，所异法耳。"认为外治之法亦应如内治法，先求病之病因、病机，明阴阳、识脏腑，辨证论治。蔡老师临证时根据病情，常选用以下外治法。

1. 熏洗法

熏洗法是指用药水熏蒸和洗涤患处以达到局部清湿热、消肿、止痛、止痒等目的的方法，常用于外阴及阴道淋痛、阴痒及小便淋痛等。

使用方法：将药用布包扎，加水煎熬，煮沸15分钟备用。用时将药水倒入专用盆内，趁热熏洗患部，待温度适中可用以洗涤外阴或坐盆5~10分钟，有溃疡者不宜坐盆。

阴痒外洗经验方

（1）湿热下注基本方：蛇床子、苦参、连翘、黄柏、薄荷、枯矾、冰片等。

加减：热重者加蒲公英、金银花、地丁、大黄等。湿重者加苍耳子、白鲜皮、藿香、车前子或车前草等。肝火重者加白蒺藜、木贼草、夏枯草等。虫邪所侵加百部、土槿皮等。

（2）肝肾不足基本方：蛇床子、淫羊藿、苦参、栀子、何首乌、补骨脂、当归、白鲜皮、赤芍等。常用于老年性阴道炎。

2. 冲洗法

冲洗法是指用药水冲洗外阴、阴道，达到治疗目的的方法。适用于阴痒、白带增多症。

3. 纳药法

纳药法是将药物纳入阴中，以达到止痒、清热、除湿、杀虫、去腐生肌的目的。

宫颈糜烂常用妇科自制的"三黄粉""枯矾合剂"等。

4. 腹部外敷法

腹部外敷法是借药力及热度使局部气血流畅，达到活血祛瘀、消肿止痛、温经通络的治疗目的。常用于治疗癥瘕积聚、闭经、不孕、痛经等。

使用方法：将药物包入布袋，浸湿后蒸20分钟，趁热敷于腹部。

附件炎、输卵管积水、盆腔炎性包块、子宫内膜异位症导致的不孕、痛经的外敷药基本方：千年健、白芷、当归尾、威灵仙、红花、莪术、青皮、陈皮、徐长卿、透骨草等。

卵巢功能低下外敷基本方：当归、川芎、菟丝子、透骨草、桂枝、红花、木香、艾叶。

注意：经期及急性炎症期禁用，希望妊娠者BBT上升3~5天后停用。

5. 保留灌肠法

保留灌肠法是将中药汤剂注入肛内，达到清热解毒、活血祛瘀、通络的目的。

附件炎、输卵管积水、盆腔炎性包块、子宫内膜异位症导致的不孕、痛经的灌肠基本方：柴胡、赤芍、黄芩、败酱草、蒲公英、没药、莪术等。

蔡老师最常用的是外敷法和保留灌肠法，选用清热散结、活血化瘀、软坚通络之品，能促进局部静脉丛扩张，改善血液循环，还可促进粘连的组织软化并吸收，使卵管疏通，提高子宫、卵巢血供，改善子宫、卵巢、输卵管功能。

六、中西合参、辨证辨病相结合

蔡老师将西医学诊断疾病的指标作为中医辨证的一部分，临床采用辨证与辨病相结合的原则，在辨证用药的基础上，根据现代药理研究结果，选择一些更有针对性的药物，必要时中西药合用以提高疗效。

西医解剖学、药物分析学和检测水平均优于我国传统医学，但中医阴阳五行、经络气血辨证等精髓至今仍为西医学所不能及。中医所说的证，不单是一个症状或一个综合病证，而是概况了产生疾病的各方面因素和条件，并结合不同体质而表现出各种不同的证。中医的辨证虽是从症状着手，但分析了症状的部位、原因、性质，归纳成比症状更接近于本质的证。从整体着眼，强调个体性质，这是中医的辨证特点及优势。

辨病辨证相结合，是对中医辨证施治的扩充，将西医的妇科查体和实验室检查、病理生理学、现代中药药理学为中医所用，为中医诊治提高疗效。蔡老师将妇科检查、BBT、阴道脱落细胞检查、内分泌检查、B超等作为中医望、闻、问、切四诊的延伸，宏观的望闻问切结合微观的指标，既有助于明确西医诊断，指导用药，又为临床疗效提供验证。如阴道脱落细胞高度低落者常表现为肾精亏虚、肾阳不足，治疗要在滋补肝肾的基础上加温肾阳之品以提高疗效。

"辨证辨病相结合"中的"病"有两个含义：一指中医的病，如癥瘕、痛经、百合、脏躁等病；二指西医的病，如子宫内膜异位、盆腔炎、多囊卵巢综合征等。蔡老师治疗多囊卵巢综合征在中医辨证施治的基础上，针对其卵巢增大，包膜厚，不排卵的特点，加入软坚散结的皂角刺、浙贝母、夏枯草、穿山甲、昆布等，促进包膜软化；睾酮高、多毛者加用赤白芍、淫羊藿、生甘草。慢性盆腔炎、输卵管阻塞者，蔡老师认为在肾虚的基础上亦有气滞血瘀、脉络瘀阻，在补肾的同时祛瘀通络、软坚消癥、疏肝行气。治疗以扶正祛邪为法，并配合活血化瘀、软坚散结、清热解毒中药灌肠、腹部外敷。又如甲状腺功能减退可引起月经改变、流产，辨证属脾肾阳虚，以温补脾肾为基本原则，再随症加减，收到较好的疗效。

在辨证施治的基础上，结合中药的现代药理研究，加用更有针对性的药物，以提高疗效，组方选药上既考虑中药的功用、性味归经，又结合现代药理研究，如菟丝子、肉苁蓉、何首乌、紫石英等填补肾精药，具有内分泌激素样的作用，能调节性腺轴，使其恢复正常功能，提高调经种子效果。麦芽可以降低泌乳素水平，马鹿角水提取物可抑制己烯雌酚所致乳腺增生大鼠血中催乳素的升高。所以，麦芽、鹿角霜常用来降低泌乳素。虎杖提取物增加去卵巢大鼠阴道、子宫重量和改善萎缩状况并改变其血中激素水平，葛根含有植物雌激素，常用来治疗卵巢功能低下及围绝经期患者。

对于单纯应用中药疗效不佳者，适时应用西药既减少西药对机体的影响又缩短疗程。如无排卵型不孕症患者，单用中药治疗则排卵出现缓慢，疗程长或效果不佳。单用枸橼酸氯米芬促排卵，具有排卵率高、妊娠率低的特点，因为枸橼酸氯米芬具有抗雌激素作用，可使宫颈黏液黏稠，阻碍精子通过，并且影响子宫内膜的发育，不利于孕卵着床。在用枸橼酸氯米芬促排卵的同时配合补肾中药，可以提高体内雌激素水平，改善卵巢功能，提高受孕率。西药具有募集卵子的优越性，中药则为卵子的发育提供了良好的条件，中西医联合治疗不孕症，即缩短了疗程，又提高了妊娠率。对于盆腔炎、输卵管阻塞性不孕症，使用抗生素能较好发挥抗菌消炎作用，加之中药清热解毒、化瘀散结、理气通络，能改善局部的血运及营养，恢复其功能。

七、用药特色

（一）用药适度　顾护脾胃

蔡老师用药时各方面都有照顾到，补血时补气，疏肝要加柔肝。补益药比较滋腻，所以加调气药，目的是以防滋腻，照顾肠胃功能，保护胃气。

蔡老师临证选药讲究药物配伍的阴阳相济，君臣佐使，性味归经。组方配伍讲究一药多效，相辅相成，动静结合。选药时注意药性及辨明疾病之寒热虚实。女子以血为本，血属阴，性黏滞，血分用药若过于温热，则会助热动血。如过于寒凉，则会寒凝留瘀。肝为阳脏，体阴用阳，疏肝解郁不可一味依靠辛燥劫阴之品，否则易造成肝郁化燥、气逆化火的病理变化。因此，在应用香燥辛散药物时，应适当佐以肝经血分之药，如当归、芍药、桃仁等，以缓肝急。而在大队养血柔肝、益肾填精药中，佐以香附、川楝子、柴胡等疏肝之品，以助其升发之机。

用药上善扶脾胃正气，治疗慢性疾病，注意健护脾胃，滋其化源，维护正气，俾体质恢复，正气强盛，力能抗邪。苦寒之药不宜久用，中病即止，配伍保护胃气之药。补血填精之药多属厚味滞腻，易碍胃满中，困脾伤胃，因此常佐理气开胃之品，如陈皮、木香、砂仁、鸡内金之类，以醒脾开胃，防止脾胃之气壅滞而影响运化。

（二）善用血肉有情之品

蔡老师在对不孕、闭经等病辨证属肾虚血亏、冲任不足者，喜加用炙龟甲、鹿角胶（鹿角片、鹿角霜）、紫河车，其补益作用非金石草木药可比，与人同气相求，能大补元阳，骤补真阴。在调补肾之阴阳的同时，又使任督相通，一身阴阳脉气平衡协调，还兼通补奇经，以达调经种子之效。李时珍："龟、鹿皆灵而有寿，龟首常藏向腹，能通任脉，故取其甲以补心、补肾、补血，鹿角生精补髓，养血益阳，强筋健骨，治一切虚损，耳聋目暗，眩晕虚痫"，二药均为血肉有情之品，大补任督二脉，调补阴阳，临证加用此类功效颇著。固束任带常用鹿角霜、阿胶、海螵蛸、五倍子。穿山甲入肝经血分，性善走窜，活血散结，通经下乳，消痈溃坚，常用于治疗输卵管阻塞性不孕，血瘀经闭，乳汁不下，痈肿瘰疬。

（三）根据时令用药

不同时令气候，对疾病亦有影响，用药亦应注意。如春天为风木之令，万物生发，肝阳易动，因此用药宜避免升提动火之品。夏令避免或少用辛热及滋腻碍胃的之品，暑必夹湿，可酌加藿香、佩兰等芳香化浊之品，祛除阴霾湿邪，而助脾胃正气。秋燥季节，应避免香燥之品，注意养阴为要，常配合清燥救肺汤。冬令为藏精之季，根据体质情况，要及时进补。

（四）常用对药

1. 菟丝子、女贞子

二子相配，不温不燥，不论肾阴虚，肾阳虚均可用。

2. 仙茅、淫羊藿

二仙辛温大热，助命火，兴阳事，治疗肾阳虚衰、命火不足之排卵障碍。

3. 鹿角片、紫河车

两药乃血肉之精，填精血，补督脉，养冲任，强筋骨，适用于肾阳虚衰、精血亏虚之经闭、不孕、先天性子宫发育不良、崩漏复旧阶段。

4. 当归、黄芪

黄芪补气，配当归以养血，就是"有形之血不能速生，生于无形之气故也"之理。

5. 熟地、砂仁

砂仁温中行气止泻，熟地质地滋腻，在大量使用时宜配伍一些砂仁，这样可免除滋补药妨害消化、减低食欲的副作用，同时又能引熟地归肾。

6. 附子、熟地

附子温散，恐伤阴血，所以加熟地，一走一守。

7. 紫河车、竹茹

紫河车补精、养血、益气，质地滋腻，配竹茹防止脾胃之气壅滞而影响运化。

8. 川续断、川牛膝

补肝肾并活血通经，引血下行，又不伤肾气，两药相和，攻补兼施。常治疗经行量少，或经闭不行。

9. 柴胡、白芍

柴胡疏肝解郁，白芍养血柔肝。

10. 红藤、败酱草

清热解毒，活血化瘀，常用于急、慢性盆腔炎。

11. 马鞭草、王不留行

清热活血，通络利水，用于治疗输卵管积液。

12. 阿胶、三七

阿胶养血活血，三七为止血要药，且能散瘀定痛，两者相伍治疗崩漏、月经量多，子宫内膜异位症。

13. 莪术、黄芪

莪术活血化瘀、消癥散结，黄芪顾护气血，使瘀血去而不伤损气血。且黄芪补气，得莪术以流通，则补而不滞，元气愈旺，元气即旺，愈能鼓舞莪术消癥瘕之力，临证相得益彰。

14. 柴胡、香附

疏肝理气，行滞。

（五）其他用药经验拾零

（1）气虚出血用鹿角霜、鹿角胶。
（2）鹿角片治疗乳胀效果好。

（3）疏肝多用柴胡疏肝散、逍遥散。

（4）橘核、海藻软坚散结。

（5）子宫肌瘤、子宫内膜异位症、输卵管积水常用马鞭草。

（6）阿胶、三七粉止血效果好。

（7）围绝经期汗多者用知母、黄柏。

（8）止汗常用桑叶、乌梅、甘麦大枣汤。

（9）摄血、敛汗喜用山萸肉。

（10）活血化瘀攻坚消积常用水蛭。

（11）用鸡内金健补脾胃，消化瘀积。

（12）理冲汤加桂枝茯苓丸加减治疗子宫内膜异位症。

（13）常用理气药有乌药、木香、厚朴、枳壳、柴胡、郁金、陈皮、苏梗、佛手片、槟榔，其中乌药辛温，行气、散寒止痛；木香顺气，配黄连清热止泻，行气止痛；厚朴化湿，用于肠胃厚实，舌苔腻，中焦湿重者；枳壳可以促进肠蠕动，作用缓和，以行气宽中除胀为主；肚子胀用槟榔；肝郁气滞，胸胁胀痛者用柴胡、郁金，但注意郁金较燥。蔡老师喜用佛手，气清香而不烈，性温和而不峻，既能疏理脾胃气滞，又可疏肝解郁、行气止痛；和中化滞，可配木香、枳壳。

（14）通便常用黑芝麻、瓜蒌仁、郁李仁、玄参、何首乌，其中郁李仁理气；玄参养阴；何首乌养血，但较滋腻，贫血时可用。

（15）经前点滴出血为黄体过早衰退，予补肾温阳止血，加鹿角霜、阿胶、山萸肉。乳房胀加鹿角片、香附、柴胡、八月札、橘核、橘络。阳虚者加附片、仙茅、淫羊藿，附子从每日3g开始，因其温散，恐伤阴血，所以加熟地，一走一守。

（16）对于希望妊娠的患者，蔡老师在患者BBT上升6~7天后即不用马鞭草、莪术、红花等通利、破血祛瘀之品，以防若患者妊娠，不慎伤及胎元。

总之，蔡老师在临证时极重肾、肝、脾三脏，注意三者之间相互影响、相互因果的关系，处方用量不多，仅十余味，但配伍严谨，阴阳相济，补阴之时兼顾扶阳，助阳之际不忘滋阴，养血活血不忘理气，疏肝之时考虑培土并顾护肝阴，以求阴平阳秘。

第三章　学术渊源

蔡老师对《黄帝内经》等经典著作仔细研读，深究其理，对后世医家博采众长，尤其重视张景岳、叶天士、傅青主、张锡纯的学术观点，并借鉴现代肾轴理论，提出补肾填精为主治疗妇科疾患的学术观点，同时重视肝、脾的作用，强调调理气血。

一、源出《内经》《难经》

《内经》中有关妇科的30多条经文，从生命起源、女性的解剖、生理、病理、妇科病的诊断与鉴别诊断、治则、方药等方面进行归纳，如《内经》首先论述女子生长、发育、生殖、衰老与肾的盛衰有直接关系，《素问·上古天真论》说："女子七岁，肾气盛，齿更发长；二七而天癸至，任脉通，太冲脉盛，月事以时下，故有子；三七肾气平均，故真牙生而长极；四七筋骨坚，发长极，身体盛壮，五七阳明脉衰，面始焦，发始堕；六七三阳脉衰于上，面皆焦，发始白；七七任脉虚，太冲脉衰少，天癸竭，地道不通。故形坏而无子也。"《内经》同一篇中还指出："有其年已老而有子者，何也？岐伯曰：此其天寿过度，气脉常通，而肾气有余也。此虽有子，男不过尽八八，女不过尽七七，而天地之精气皆竭矣。"

从以上条文可以看出：女性从青少年生长发育而至衰老各个阶段的生理过程中，起主导作用的是肾气，肾气盛则天癸至，太冲脉盛而月经按期来潮，并具有生殖能力；肾气虚则冲任脉衰少，天癸竭，绝经无子，女性生殖功能的衰竭也是以肾气的衰竭为前提。

肾对于生殖的重要作用基于肾藏精的功能。肾所藏之精成于先天，禀受于父母。《灵枢·本神》说："生之来，谓之精。"《灵枢·经脉》曰："人始生，先成精。"《灵枢·决气》云:"两神相搏,合而成形,常先身生,是谓精。"因此,肾精又被称为元阴、元精,是生命的根本。《素问·金匮真言论》云:"夫精者,生之本也。一个生命的起源就是父母生殖之精的结合。《灵枢·本神》曰:"两精相搏谓之神。"以上均指出"精"是生命之本,可见,精是生命的原始物质。在生命发生之际,精即形成。在生命诞生后,精藏于肾,并继续成为生殖活动的基本物质,从而代代相传,生生不息。蔡老师认为:肾精是产生生殖之精的物质基础,肾精的盛衰影响生殖之精的生成。肾精旺盛充沛,则生殖之精健全;肾精虚弱匮乏,生殖之精质量则差,甚至丧失繁衍后代的能力。

《难经》对《内经》的理论作了进一步的发挥,提出"左肾右命门"学说,指出"肾间动气"在人体的重要作用,是后世研究肾和命门学说之源,也是妇产科研究生殖理论的基础之一。三十六难曰"肾两者,非皆肾也,其左为肾,右为命门。命门者,诸精神之所舍,原气之所系也;男子以藏精,女子以系胞。"八难曰:"所谓生气之原者,谓十二经之根本也,谓肾间动气也。此五脏六腑之本,十二经脉之根。"六十六难曰:"脐下肾间动气者,人之生命也,十二经之根本也。"古代医家之所以特别提出命门,是为了强调肾中精气是人体生命之源,肾阴、肾阳是调节人体全身阴阳的枢纽。

蔡老师认为,肾中精气的充盛是女性生殖功能正常的前提。卵子属生殖之精,它的发育、成熟取决于肾精充盛与否,它的排出又有赖于肾阳之鼓动,肾精亏虚、肾阳虚惫均可影响卵子发育、成熟乃至排出的任一环节,从而造成卵泡不能正常发育成熟,导致月经稀发,继而闭经、不孕及出现雌激素缺乏症候群。

蔡老师通过对《内经》《难经》的研究,结合自己的临床实践,提出"补肾填精"为基本治法治疗生殖功能低下等妇科疾患。对《内经》《难经》理论的研究为蔡老师的学术思想奠定了基础。

二、旁参诸家

在妇科理论方面,蔡老师较推崇陈自明、张景岳、叶天士、傅青主的学术观点,以肾为本,重视调理肝、脾及气血。肾藏精,主生殖,为先天之本;脾为后天之本,主运化,气血生化之源;肝司血海,肝肾同源。女子之经、孕、产、乳皆以血为用,故妇科疾病,当以调理肾肝脾、气血为主。

（一）学习陈自明《妇人大全良方》，重视气血

南宋医学家陈自明汇集各家学说之长，对宋代以前的妇产科学进行系统总结，附以家传经验，历经数十年的艰辛，编成中国最早的妇产科专著——《妇人大全良方》，首先提出"妇人以血为基本"的学术观点："气血者，人之神也，然妇人以血为基本，苟能谨于调护，则血气宜行，其神自清，月水如期。"陈自明的学术观点是重视气血、脏腑、冲任，尤其重视气血，他将调理气血作为临床上治疗妇科疾病的重要准则。对妇科疾病的病因较注重风冷和劳伤，认为劳伤气血，或寒气客于胞内，损伤冲任之脉，是妇产科疾病的主要因素。

蔡老师很赞赏陈自明提出的"然妇人以血为基本"的学术观点，认为因女性有经、孕、产、乳生理特点，经、孕、产、乳均以血为用，气血失调是妇科疾病的重要病机，同时认为各种原因导致冲任损伤是妇科疾患的主要病机。调理冲任之法，重在补肾、健脾、理肝、调气血，调气血的关键在于使气血充盈、流畅，切忌郁滞。蔡老师吸取陈自明的学术精华，在调治妇科疾病时突出气血，创制了治疗痛经的"和血调气止痛汤"。

（二）研习张景岳《妇人规》，重视肾脾、阴血、冲任，调补真阳、益肾填精

明代著名医家张景岳重视肾与命门，注意维护元阴元阳，善用温补，精通阴阳学说。妇科方面注重冲任、脾肾和气血。

张景岳认为"妇人以血为主，血旺则经调而子嗣，身体之盛衰，无不肇端于此。故治妇人之病，当以经血为先……盖其病之肇端，则或由思虑，或由郁怒，或以积劳，或以六淫饮食。多起于心、肺、肝、脾四脏，及其甚也，则四脏相移，必归脾肾。"而脾肾之中，尤以肾为根本。他在《妇人规·经不调》中指出："调经之要，贵在补脾胃以滋血之源，养肾气以安血之室。"张氏认为"妇人因情欲、房室以致经脉不调者，其病皆在肾经，此证最多"。所以，张氏调经重在脾肾。

张景岳认为不孕症以肾虚为基本病机，求嗣之术，惟以填补命门，治以补肾为本："妇人所重在血，血能构精，胎孕乃成，欲察其病，惟于经候见之；欲治其病，惟于阴分调之。"认为经候不调，皆属真阴之病。"真阴既病，

则阴血不足者，不能育胎；阴气不足者，不能摄胎，凡此摄育之权，总在命门，……所以凡补命门，则或气或血，皆可谓之补阴，而补阴之法，即培根固本之道也。"张氏认为："调经种子之法，亦惟以填补命门。顾惜阳气为之主。"指出肾乃藏精之所，内寄水火，为人体阴阳的根本。若水亏火衰，则易致阴虚之病，故培补命门。张氏创制诸如毓麟珠、赞育丹、左归饮（丸）、右归饮（丸）、归肾丸等名方，具有调补真阳、益肾填精之妙用。

蔡老师深谙其中之道，认为肾为先天，脾为后天，二者共为精、气、血之本，与妇科疾患有关的虚证，多责之脾肾，重视肾脾以调经、种子、安胎。蔡老师在诊疗过程中秉承张氏"阳邪之至，害必归阴；五脏之伤，穷必及肾，此源流之必然，即治疗之要着"的论点，以补肾、健脾、调阴阳为本。在临证时亦遵循张景岳"善补阳者，必于阴中求阳，则阳得阴助而生化无穷；善补阴者，必于阳中求阴，则阴得阳升而泉源不竭。""善治精者，能使精中生气；善治气者，能使气中生精，此自有可分不可分之妙用也。"的观点创制了的治疗不孕症、多囊卵巢综合征、卵巢功能低下、围绝经期综合征的处方，组方均补肾为本，兼顾肝脾，重视阴阳相配，以达到阴阳相长的境界。

（三）重视奇经辨证，善用血肉有情之品

奇经八脉，以小腹部位为盘踞之处，或为起点，或为交汇。妇科以腰以下为重点，以小腹部位为主要病变之处，所以古名"带下医"。所有经、带、胎、产诸疾，妇科病机多与奇经有关。如《素问·骨空论》认为不孕系督脉为病；女子带下、癥瘕为任脉为病。《诸病源候论》称月经不调为冲任受损，月水不通为冲任受寒，漏下乃冲任受损，妊娠漏胎为冲任失固等。清代医家叶天士主张奇经八脉有专治法，特别重视奇经在女性生理、病理中的作用，重视奇经辨证。《临证指南医案》中有"血海者，即冲脉也，男子藏精，女子系胞，不孕、经不调，冲脉病也。""产后淋带，都是冲任奇经内怯"等按语。他在书中记载了许多运用奇经学说治疗妇科疾病的经验，他对于八脉亏损所用的药和方剂，也不同于一般补脾、补肝肾之剂。在奇经用药上，主张以血肉有情之品，以达到同气相求的效果，多选用牛骨髓、羊骨髓、猪骨髓、龟甲、鳖甲、鹿茸、鹿角胶、紫河车等配以肉苁蓉、菟丝子、熟地、枸杞、杜仲。

蔡老师认为：奇经八脉直接参与经、带、胎、产的生理活动，其中冲、

任二脉尤为重要，"冲为血海""任主胞胎"。女子冲任二脉皆起于胞中，其循经最主要之处在女性特有器官部位，与经、带、胎、产、乳有密切的关系。脏腑功能正常，肾气充盛，肝气冲和，脾胃健壮，则二脉盛通，月事以时下，带下津津常润，胎孕得固，乳汁充盛。督脉为阳脉之海，带脉约束全身上走下行的经脉，维持子宫的正常位置和调摄带液。妇科疾病变化多端，有脏腑功能失调，气血失常，但终究归于冲任督带的损伤，主要是冲任的损伤，从而发生经、带、胎、产诸疾，这是妇科疾病病机的特殊性。

蔡老师通过调肝肾来调冲任。因小腹居下焦，为足厥阴肝经和足少阴肾经管辖地带，奇经汇集于此，与肝肾关系极为密切。所以吴鞠通谓："盖八脉隶于肝肾，如树木之有本也，阴阳交，胎前产后，生生化化，全赖乎此。"冲任二经得肾精、肝血的濡养，赖肝气调达而盈泄有常，故调肝肾即可调冲任。在临床根据病情选用血肉有情之品，达到"通补奇经"的目的。常选用鹿茸、鹿角胶、鹿角片、鹿角霜、紫河车、龟甲、阿胶、鳖甲等来填补精血以补奇经，并依照病情、辨证的不同，加上不同的配伍，如温阳则佐加肉苁蓉、巴戟天、覆盆子、菟丝子等；养阴则加生地、女贞子、天冬、麦冬等；填补滋养须结合流通气血之品，以调和络脉，不令闭塞，如当归、丹参、桂枝、川楝子、香附等。此类血肉有情之品属厚味胶质，消化吸收较难，使用时必须注意脾胃情况，宜加用健脾醒胃之品。

（四）研读《傅青主女科》，着重补肾，佐以调肝养血

傅青主认为月经病多与肾有关："经水出诸肾，而流五脏六腑之血皆归之。"胎孕宜与肾密切相关："夫胎之成，成于肾脏之精，而胎之养，养于五脏六腑之血""肾水足而胎安，肾水亏而胎动"。同时，他治疗妇科疾病强调肝肾同治："舒肝之郁，即开肾之郁，补肝、肾之精，则肝肾之气舒而精通，肝肾之精旺而水利。"

蔡老师治疗月经病、不孕不育、带下等妇科疾患时，也注重补肝肾，疏肝，养血。

（五）参阅《医学衷中参西录》，调理肾脾，重视冲脉，中西汇通

近代清末民初时期的张锡纯，重视调理肾脾，重用活血化瘀药物，重视奇经八脉，尤其重视冲脉。蔡老师临证时借鉴张锡纯的理冲汤治疗经闭不行、

癥瘕积聚；固冲汤加减治疗冲任不固之崩漏；寿胎丸用于安胎等，效果显著。

理冲汤由生黄芪、党参、白术、山药、天花粉、知母、三棱、莪术、生鸡内金组成。前人调气行血，多用香附，而不轻用三棱、莪术，恐其太过于猛烈。张氏认为三棱、莪术消磨癥瘕力强，且不及香附耗散气血，并且方中用党参、黄芪诸药以保护气血，使瘀血去而气血不至伤损。参、芪补气，三棱、莪术流通之，使补而不滞，元气愈旺。元气既旺，愈能鼓舞三棱、莪术之力以消癥瘕。方中三棱、莪术的运用是破前人之成规，大胆创新，见解精良，功效卓著。蔡老师常在此方基础上化裁，治疗妇女经闭血枯、癥瘕，且黄芪、莪术为常用对药。

固冲汤治疗妇女血崩，组成：白术、生黄芪、煅龙骨、煅牡蛎、山萸肉、生杭芍、海螵蛸、茜草、棕边炭、五倍子。方中白术、黄芪补气健脾，固冲摄血，为主药。冲脉不固，每与肝肾不足有关，崩中漏下，又易耗伤阴血，故辅以山萸肉、白芍补益肝肾，敛阴养血。主辅相伍，益气固冲，养阴摄血。崩漏证治法除健脾益气、固冲治本之外，亦需收敛固涩止血以治标，故佐以煅龙骨、煅牡蛎、海螵蛸、棕榈炭、五倍子收敛固涩止血。崩漏虽止，但离经之瘀血不去则新血不得复生，血虽止也不能持久，故用茜草去瘀止血，使血止而不留瘀，共为使药。诸药合用，止血不留瘀，共奏益气健脾、固冲摄血之功。蔡老师秉承张锡纯治疗血崩的理念，认为崩漏及月经过多的病因主要为脾肾虚，尤以肾虚为主，肾虚冲任不固。脾虚则统摄无权。以健脾益气、固冲任、化瘀止血为基本法则。创立了治疗崩漏、月经过多的基本方：生黄芪、党参、白术、白芍、熟地、大小蓟、炒蒲黄、茜草、草河车、益母草、枳壳、马齿苋、山萸肉。经临床验证，疗效显著。

张锡纯的寿胎丸用治滑胎，组成：菟丝子、桑寄生、川续断、阿胶。方中菟丝子补肾为主药，肾旺自能荫胎也。阿胶系驴皮所熬，驴历十二月始生，较他物为迟，以其迟，挽流产之速，自当有效。蔡老师治疗先兆流产以补肾健脾、固冲安胎为主，佐以养血，在"寿胎丸"的基础上自拟"补肾安胎饮"：菟丝子、川续断、桑寄生、阿胶、山药、白芍、白术、苏梗。

张锡纯认为水蛭能破瘀血而不伤新血，且专入血分不伤气分，可令"瘀血默消于无形"。"鸡内金，鸡之脾胃也，其中含有稀盐酸，故其味酸而性微温，中有瓷、石、铜、铁皆能消化，其善化瘀积可知。""用鸡内金为脏器疗法，若再与白术等份并用，为消化瘀积之要药，更为健补脾胃之妙品，脾胃健壮，益能运化药力以消积也"。蔡老师常效张锡纯之法，巧用水蛭及鸡内金，取其活血散结、健胃消食之功。

当时由于西洋医学的输入，出现了"中西汇通"的浪潮，张锡纯就是其中的代表人物。他毕生衷中参西，力主汇通，倡导西医辨病与中医辨证相结合，中西药物合用，洋为中用。

（六）旁参罗元恺"肾轴理论"

当代中医学家在前人的基础上继续深入研究肾在生殖调节中的作用，在理论上和临床上有所发展与创新。罗元恺提出"肾–天癸–冲任–子宫轴"的概念，认为该轴与现代医学的下丘脑–垂体–卵巢轴有不谋而合之妙，虽理论体系不同，但对人体生殖功能调节机制的认识是基本一致的。天癸应是与生殖有关的内分泌激素一类的物质。冲任二脉起于胞中，与生殖器官和性功能有密切关系。肾、天癸、冲任协调作用于子宫，则月经和生殖功能正常。

从蔡老师治疗以月经失调所致不孕的辨治思路即可看出蔡老师法宗《内经》，旁参张景岳等，灵活运用"肾轴"理论，给予周期性用药的临床特色。蔡老师认为临床表现以月经失调所致不孕者，肾虚为主，辨证论治，分为肾阴虚、肾阳虚、肾气虚、肾阴阳两虚等，可分别用典方左归丸（饮）、养精种玉汤、右归丸（饮）、毓麟珠、归肾丸等古方为主方，结合临床兼症加减，亦可用近代"肾轴"理论指导下的"中药人工周期疗法"，即从中医生殖有赖于肾气–天癸–冲任–胞宫之间的平衡为理论依据，以补肾为主的治疗法则，结合现代医学性腺轴中的卵巢周期的四个阶段（卵泡期—排卵期—黄体期—月经期）给予周期性用药的治疗方法。

第四章 特色诊治

——补肾填精，内服外用相结合治疗卵巢功能低下

卵巢功能低下包括卵巢储备功能下降（Decreased Ovarian Reserve, DOR）和卵巢早衰（premature ovarian failure, POF），DOR是卵巢产生卵子能力减弱，卵母细胞质量下降，表现为月经初潮后到40岁前出现月经稀发，经量减少，渐至闭经以及生育能力减退。DOR如不及时治疗，卵巢逐渐萎缩而致POF。POF指月经初潮年龄正常或青春期延迟，第二性征发育正常的女性在40岁以前出现持续性闭经和性器官萎缩，并伴有卵泡刺激素（FSH）升高，而雌激素降低的综合征，如多汗、面部潮红、情绪不稳定、性欲低下、阴道干涩、骨质疏松等。从卵巢储备功能下降到卵巢功能衰竭闭经大约需要1~6年。流行病学调查显示POF发病率在一般人群中占0.9%~3%，在闭经者中占2%~10%，而DOR的发病率未有报道，但有日益增多的趋势。西医学认为卵巢功能低下确切的发病原因与机制尚未完全明了，治疗极为困难，至今尚无确切有效的方法。目前常用的治法有：激素代替疗法（HRT），诱导排卵，辅助生殖，自体或异体卵巢移植技术，免疫治疗。但远期疗效不佳，费用高，还增加了子宫内膜癌、乳腺癌等疾病发病的危险性。不孕症患者接受辅助生育技术时，因卵巢功能低下而导致成功率降低，是当今生殖医学治疗研究的一大难点。且近期研究发现，早孕的DOR患者流产率显著高于同等年龄健康妇女。

DOR及POF诊断标准：患者年龄18~40岁，临床表现具有下列其中一项：月经失调，或闭经，或伴有不孕，或胚胎停育史，或自然流产史。在月经的第2~4天，测定卵泡刺激素（Follicle Stimulation Hormone, FSH）、黄体生成素（Luteinizing Hormone, LH）、雌二醇（Estrogen, E_2）水平，如闭经者，直接测定血性激素水平。DOR诊断标准：10IU/L＜FSH＜40IU/L，或FSH/LH＞3.6，伴或不伴有E_2水平＞294pmol/L。POF诊断标准：闭经时

间≥4个月，FSH＞40IU/L，E₂＜73.2pmol/L。

蔡老师根据多年的临床观察和实践，认为DOR、POF患者多数以肝肾阴虚为主，提出补肾填精、调气血、强冲任、疏肝为基本治法，配合中药外敷治疗DOR和POF，已取得一定的疗效。

第一节　理论依据

一、"精"的概念

补肾填精的"精"包括两方面，一是禀受于父母的"先天之精"，二是水谷精微所化生的"后天之精"。先、后天之精共成人体之精，化气，生血，维持人体的生长、发育、生殖。

二、卵巢功能低下的病机特点

卵巢功能低下的病机特点：肾虚为本，尤以肾精亏虚为主，并有气血、冲任不调，肝郁。

中医虽无卵巢储备功能下降、卵巢早衰的病名，但可以据其月经稀发、月经量少或闭经，不孕，以及所出现围绝经期症状：潮热汗出、烦躁易怒、心悸失眠、生殖器萎缩、阴道干涩等分析其发病机制。

（一）肾虚为本

1. 月经稀少、闭经的病机——肾精不足、化源不足

蔡老师认为：卵巢功能低下患者的月经稀少、闭经以肾虚尤以肾阴虚为主。先天不足，或早婚房劳多产，或久病失养，或屡孕屡堕，以至肾精亏虚，无精化血，精血匮乏，月经源流衰少，冲任失养，血海不盈，则月经渐闭而不行。正如《医学正传·妇人科》曰："月经全赖肾水施化，肾水既乏，则经血日以干涸……渐而至于闭塞不通。"

2. 性器官萎缩、阴道干涩的病机——精血不足

肾藏精，主生殖，开窍于二阴，为冲任之本；肝藏血，司血海，脉绕阴

器，妇女之阴中乃受肝肾之养，精血之润。肝肾不足、精血双亏导致阴部干涩失荣，而见性器官萎缩、阴道干涩，影响性生活。

3. 肾虚则性事淡漠

肾主性事活动。王孟英在《温热经纬》中曰："孩提能悲能喜，能怒能思而绝无欲念，其有情窦早开者，亦在肾气将盛天癸将至之年，可见肾气未盛，癸水未足，则不生欲念也。如肾气衰，癸水竭，则欲念自除矣。"可见肾精不足，肾阳亏虚可导致性事淡漠。

4. 肾精亏虚则生殖功能减弱

原始卵泡数目减少，卵母细胞闭锁加速，优势卵泡募集过程异常，卵泡成熟障碍以及卵泡对体内激素调节反应下降或消失都会导致卵巢功能低下。

卵子属生殖之精，它的发育、成熟取决于肾精充盛与否，它的排出又有赖于肾阳之鼓动，肾精亏虚、肾阳虚惫均可影响卵子发育、成熟乃至排出的任一环节，从而造成卵泡不能正常发育成熟，表现为月经稀发、闭经、不孕及出现雌激素缺乏症候群。

《素问·六节藏象论》曰："肾者，主蛰，封藏之本，精之处也。"说明肾主藏精，为生殖之本，天癸之源。《诸病源候论》曰："肾主骨生髓，而藏于精。虚劳肾气虚弱，故精少也。"卵子的发育有赖于肾精、肾气的正常功能。肾精是产生生殖之精的物质基础，肾精的盛衰影响生殖之精的生成。肾精旺盛充沛，则生殖之精健全；肾精虚弱匮乏，生殖之精质量则差，甚至丧失繁衍后代的能力。

如先天精气未充，或因早婚、房事不节、过度而耗伤肾气，进而损伤肾阳，或致使肾阴、肾精暗耗，日久阴阳俱损，以致发生肾封藏纳摄功能减弱、胞任失煦、阴损及阳、阴阳俱虚等一系列肾虚证候，致使胞宫失养、经水不调，最终导致不孕。

综上所述，肾虚精亏为卵巢功能低下病机之本。正常女性应在六七至七七之年机体由健康均衡逐步向衰退的老年过渡，而卵巢功能低下患者年龄不及40岁即肾气日衰，天癸竭，冲任二脉逐渐亏虚，精血日趋不足，肾的阴阳失调。肾虚，精血亏虚，冲任不足则闭经；肝肾不足，阴虚血燥则阴部干涩失荣；肾虚则性事淡漠；潮热面红、烘热汗出、五心烦热等症均由肾阴不足，阴虚内热所致；阴虚精亏则现腰膝酸软、脚跟作痛；肝失调达则抑郁不舒,阴虚阳亢则烦躁易怒。

(二)肝在卵巢功能低下病机中的重要地位

卵巢功能低下病程长,月经失调、不孕等会影响患者的情绪及家庭的稳定,患者往往会产生情绪低落、抑郁甚至悲观情绪,导致肝的疏泄失常,肝血暗耗,不能滋养冲任、胞宫,致经血非时先断。《素问·阴阳别论》言:"二阳之病发心脾,有不得隐曲,女子不月,其传为风消,肝郁伤脾,化源日少,无以奉心化血,心脾血虚,血海无余,故经闭不行。"而肾阴亏虚也会不能滋养肝阴,血海不盈甚则亏虚而闭经。明代著名医家李中梓提出著名的"乙癸同源,肾肝同治"的理论观点,"肾应北方壬癸""肝应东方甲乙",肾藏精,肝藏血,精聚为髓,精髓化生为血(精血同源),由于肝肾同源于精血,故曰:"乙癸同源"(即肝肾同源)。肝肾同源理论乃祖国医学体系中五脏相关理论之一,它深刻地揭示了同居下焦的肝肾两脏生理、病理上存在着的相互滋生、相互影响的密切关系。《张氏医通》认为"精不泄,归精于肝而化精血"表明肾精输于肝,在肝的作用下化为血液。且肝气郁结,木克脾土,使脾的运化功能低下,后天气血乏源而不足,天癸匮源,冲脉精血不足,任脉之气衰弱,胞宫胞脉失养,肾气-天癸-冲任-胞宫不能协调维系正常功能,导致经血无主,血海空虚,亦发为此病。

(三)冲任气血的重要性

卵巢功能低下患者肾虚的同时还多有气血虚弱、冲任不足。女子以血为本,以气为用,冲任乃月经之本。月经的主要成分是血,血赖气以推动、运行,如因脾虚或化源不足,或思虑过度损伤心脾,营阴暗耗,气血不足,月经源流衰少,则血海空竭而致月经停闭。《圣济总录·妇人气血门》说:"血为荣,气为卫,行阴行阳……内之五脏六腑,外之百骸九窍,莫不假此而致养。矧妇人纯阴,以血为本,以气为用,在上为乳饮,在下为月事,养之得道,则荣卫流行而不乖,调之失理,则气血愆期而不应。"说明了气血在女性生理中的特殊作用。任脉通,太冲脉盛,亦是月经产生的必要条件。当冲任二脉受纳诸经之精血并得到天癸的作用后,二脉始流通盛大,血海满溢,蓄溢有常,作用于胞宫而产生月经。故言:"冲任,月经之本也。"

第二节 治法用药

蔡老师以补肾填精为治疗卵巢功能低下的根本大法，同时调气血，强冲任，养肝疏肝，临诊时随症加减。其治疗卵巢功能低下的独到之处亦在于：在中药内服的基础上配合活血化瘀、温经通络之中药腹部外敷，达到增强疗效的目的。

一、内服法：补肾填精，调气血，强冲任，疏肝

内服基本方：炙龟甲、熟地、菟丝子、女贞子、紫河车、肉苁蓉、丹参、合欢皮。

方义：《素问·阴阳应象大论》言："精不足者，补之以味。"熟地、龟甲、紫河车、女贞子等均为质地滋腻纯厚之品，补肾生精，精满则子宫易于摄精，血足则子宫易于容物。龟甲滋阴潜阳，益肾健骨。熟地黄味甘、性温，入足少阴肾经，能滋补肾精，"填骨髓，长肌肉，生精血，补五脏内伤不足……"龟甲、熟地二药填精补肾，共为君药。菟丝子补肾益精，既可补阴，又可益阳，具有温而不燥、补而不滞的特点，是一味平补肝肾的良药；女贞子味苦甘、性平，入肝肾经，能补肝肾，强腰膝。菟丝子、女贞子可增强补肾填精强冲任的作用，再加血肉有情之品的紫河车共为臣药。余药调气血、强冲任、温肾阳为佐使药。蔡老师在方中加补肾阳之肉苁蓉以求"阳中求阴"推动和调节全身脏腑之气化，达到"生生不息"的状态。

加减：兼脾虚者去龟甲，加党参、莲肉等。兼有阳虚加巴戟天、鹿角霜、鹿角片或鹿角胶等。烘热汗出明显加知母、黄柏、生龙骨、生牡蛎。失眠加酸枣仁、百合。

服用方法：每日1剂，水煎服。如症状明显减轻，可每周服用3~5剂。

二、独到之处——应用外治法以提高疗效

外治法历史源远流长，徐大椿早在《医学源流论》中就阐述了中医外治法的作用机制："外治法，闭塞其气，使药性从毛孔而入腠理，通经贯络，在皮肤筋骨之间，较服药尤捷。"蔡老师依据中医理论，创新性地应用中药腹部外敷配合中药口服，以提高疗效，蔡老师认为外治法亦应遵循内治法的原则，

外敷方药的应用亦需辨证施治,以补肾养血活血、温经通络为基本方,随症加减。近年来研究发现,卵巢功能低下患者的卵巢基质血流下降,明显不同于正常卵巢。中药腹部外敷,可以借药力及热度增加患者子宫、卵巢的血液供应,血供丰富,有利于卵泡的发育。

外敷基本方:以当归、川芎、菟丝子、透骨草、桂枝、红花、木香、艾叶为基本方,临症加减。外敷使用方法:将中药装入布口袋,用前隔水蒸20~30分钟,趁热敷于腹部30~60分钟,每日1~2次,10次为一疗程,停3~7天再敷,每剂药可连用10次。阴道出血及急性炎症期停用。对于希望生育的患者,检测基础体温(BBT),若BBT上升3~5天则停药。方中菟丝子补肾之阴阳;当归、川芎、红花养血活血、行气通经;桂枝温通血脉;木香行气、调中宣滞;艾叶用以外敷,能使热气内注,具有温煦气血、透达经络的作用;透骨草辛散温通、活血通络,全方补肾温经、活血通络。

第三节 典型医案

案1 杨某某,33岁。2008年4月10日初诊。

主诉:未避孕1年余未孕。

现病史:12岁月经初潮,月经5/26~28天,量中,痛经时有时无,今日月经来潮,平时白带不多,BBT有双相,2008年2月28日子宫输卵管造影(HSG)示:双侧输卵管通而不畅,盘曲,弥散局限,多次于周期第2或3天查FSH,在10.6~14.6mIU/ml范围。丈夫精液正常。

舌脉:舌苔薄舌质红,脉弦。

西医诊断:原发不孕、卵巢储备功能下降。

中医诊断:不孕症、痛经。

辨证:肾虚肝郁,血瘀,经脉瘀阻。

治法:补肾填精,疏肝通络。

方药:

①经期:服血府逐瘀胶囊。

②经后汤药:

炙龟甲^{先煎}15g	何首乌10g	当归10g	鸡血藤15g
丹参10g	威灵仙15g	柴胡10g	淫羊藿10g

蔡连香 妇科临证实录

女贞子12g	菟丝子20g	陈皮10g	白芍12g

7剂，水煎服。

③经后腹部外敷药：

千年健15g	白芷10g	当归尾10g	威灵仙15g
莪术10g	水蛭10g	红藤30g	青皮10g
陈皮10g	徐长卿15g	败酱草15	生艾叶100g
透骨草100g			

二诊：2008年4月24日。月经周期第15日，末次月经日期（Last Menstrual Period，Lmp）2008年4月10日，近3~4天有透明白带。舌苔薄白质嫩，脉弦细。

方药：

菟丝子20g	炙龟甲^{先煎}15g	女贞子15g	何首乌10g
淫羊藿10g	威灵仙15g	当归10g	丹参15g
巴戟天6g	熟地10g	知母6g	虎杖12g
王不留行10g	陈皮10g		

7剂，水煎服。

三诊：2008年7月1日。Lmp 2008年5月8日，今日B超：宫内孕7w+4d，胎芽1cm，胎心好，血孕酮（PRO）：79.29nmol/L，β-人绒毛膜促性腺激素（β-HCG）：123744mIU/ml。偶有腹胀痛及褐色白带，恶心呕吐，纳不香，膝酸。舌苔薄白质嫩，脉弦。治法：补肾和胃安胎。

方药：

菟丝子20g	川续断12g	山药30g	竹茹12g
陈皮10g	紫河车10g	砂仁6g	苏梗10g
莲肉15g	生黄芪15g	黄芩10g	

嘱1周后复查PRO，β-HCG。

【按语】不孕症病因复杂，证候不一，故医无定方，需随症随人灵活施治。本例属原发性不孕，兼有痛经。多次检查FSH升高，DOR、原发不孕诊断明确，且有双侧输卵管通而不畅，属本虚标实之症，病机以肝肾不足为本，血瘀络阻为标。

蔡老师治疗DOR多以补肾填精为基本治法，同时调气血，强冲任，疏肝，临诊时随症加减，同时根据月经周期的不同因时制宜。月经期，血海蓄极而溢，阴血偏盛，阴血易于瘀滞，且患者辨证有经脉瘀阻，所以予血府逐瘀胶囊活血祛瘀。经后阴血偏虚，需滋肾养血，以充养冲任，同时根据辨病的原则，以补肾填精、疏肝通络为法。龟甲为血肉有情之品，其补益作用非金石草木药可比，具有滋阴潜阳、益肾健骨、养心补血之效。能大补元气，骤补真阴。《得配本草》曰："龟甲通任脉。"菟丝子：补阳益阴，既补肾阳，又补肾阴；女贞子：补肝肾，虽补而不腻；淫羊藿补肾阳，以求"阳中求阴"推动和调节全身脏腑之气化，达到"生生不息"的状态。首乌、当归补血，妇人属阴，以血为本，血足则子宫易于容物。丹参、鸡血藤、威灵仙补血、活血、通络。不孕症患者多有情志郁滞，且肝肾同源，因此，柴胡疏肝解郁，陈皮理气，气行则血行，寓调气与理血之中，气机调和，血脉畅通，则病自愈。且方中配合陈皮以防补药之滋腻。理气药辛散苦燥，恐耗伤阴血，需配合白芍养血柔肝。全方具补肾填精、养血疏肝通络之效。在内服药的基础上，配合活血化瘀、温经通络中药腹部外敷，增强局部血液供应，改善卵巢功能。二诊时，依前法加减，加虎杖、王不留行增强活血通络之功，在月经中期蔡老师在辨证的基础上常用少许活血通络之品，促进卵泡成熟、排出。服药14剂，三诊时已诊为早孕，且B超提示胎芽1cm，胎心好，鉴于患者偶有褐色分泌物及腹痛，恐胎元不固，又兼恶心、呕吐，所以予补肾和胃安胎治疗。

案2 王某某，35岁。2008年11月9日初诊。

主诉：未避孕1余年未孕。

现病史：结婚2年，性生活正常未避孕1年余未孕，平时怕冷，纳好，二便调，中期带少，经前乳胀。今周期第20天，Lmp 2008年10月20日，前次月经日期（Previous Menstrual Period，Pmp）2008年9月24日。BBT有双相，有时呈爬坡状上升。既往体健，无特殊病史记载。夫精液欠佳。

经产史：初潮13岁，月经3~4天/2~6个月，18岁后2~3/27~30天，量中少，色红，有小血块，无痛经。孕0产0。

妇科检查：未见异常。妇科内分泌（月经第2天）：PRL：33.70μg/L（<25μg/L），FSH：15.2U/L，LH：6.23U/L，E_2：<73.4pmol/L，T：1.18nmol/L，PRO：5.5nmol/L。

舌脉：苔薄白质嫩，脉弦细。

西医诊断：原发不孕，卵巢储备功能下降？高泌乳素血症？

中医诊断：不孕症。

辨证：肝肾不足伴肝郁。

治法：填精补肾佐以疏肝。

方药：

炙龟甲^{先煎}15g	菟丝子20g	何首乌10g	当归10g
巴戟天10g	鸡血藤15g	紫河车6g	柴胡10g
制香附10g	生黄芪15g	女贞子12g	怀山药15g
川续断12g	生地10g	熟地10g	山萸肉10g

知母6g

医嘱：①复查内分泌：FSH、LH、E_2、PRL。②测BBT。③夫复查精液。

二诊：2008年12月17日。周期第3天，Lmp 2008年12月15日，未净，量中，Pmp 2008年11月16日，3天净，色红。上周期BBT高温相大于12天，呈爬坡状，中期白带少。舌苔薄黄体大，脉沉小滑。复查结果：FSH：16.30U/L，LH：5.69mIU/L，E_2 <73.4pmol/L，PRL：14.9μg/L。治法：补肾填精，养血疏肝。

方药：

炙龟甲^{先煎}15g	何首乌10g	菟丝子20g	莲肉10g
鸡血藤15g	肉苁蓉10g	怀山药20g	生黄芪15g
知母6g	柴胡10g	白芍15g	虎杖15g
苏梗12g	百合15g	制香附10g	生地10g

熟地10g

三诊：2008年12月28日。周期第14天，Lmp 2008年12月15日，昨日B超可见优势卵泡：2.0cm×1.6cm，子宫内膜厚度0.8cm，今日B超提示卵泡已排出，BBT未升。前日白带稍多，今日减少。舌苔薄白黄，舌体大，脉弦小。

方药：原方去虎杖、苏梗，加紫河车10g、巴戟天6g、鹿角片3g、佛手片10g，怀山药改为30g。

医嘱：BBT上升6~7天查血PRO，BBT上升平稳10~12天查PRO、β-HCG。

四诊：2009年1月11日。M28，BBT上升14天，偶有腹痛，2天前查血β-HCG：17.25mIU/ml，PRO：44nmol/L。舌苔薄黄边痕，脉沉小滑。

方药：

菟丝子20g	何首乌10g	党参15g	白术10g

白芍12g	当归10g	熟地10g	黄芪15g
黄芩10g	川续断12g	莲肉15g	苏梗10g

五诊：2009年1月13日。BBT仍在高位16天，无腹痛，无出血。舌苔薄白体胖，脉沉小滑。1月11日原方加紫河车10g、竹茹10g、砂仁3g（后下）。

后于1月17日阴道少量出血，18日出血量多伴腹痛、恶心，中午排出指头大小组织，病理：镜下见蜕膜组织。出血4天，10天后复查血β-HCG：0.1mIU/ml。该患者后继续治疗，妊娠后保胎，后分娩。

【按语】患者自初潮起即月经稀发，经量少，为肾虚之象。肾虚水不涵木而致肝血不足，加之长期不孕，心情不舒而成肝郁，肝的疏泄失常亦可耗伤肝阴。"肾藏精，精者，血之所成也"。肾精亏虚，无精化血，月经源流衰少，冲任失养，血海不盈则月经量少。而脉弦细为肝肾不足之象。

中药以补肾填精佐以疏肝为法。"精不足者，补之以味"，熟地、龟甲、紫河车、女贞子等均为质地滋腻纯厚之品，补肾生精，精满则子宫易于摄精，血足则子宫易于容物。余药调气血、强冲任、温肾阳为佐使药。蔡老师在方中再加补肾阳之巴戟天，以阴根于阳，"阳中求阴"使阴有所化，并可借助阳药的温运，以制阴药的凝滞，使之滋而不腻，不碍生化之机。

二诊时复查FSH：16.30mIU/ml，而PRL正常，所以DOR诊断成立。仍以前法加减治疗。三诊时患者经B超检测已排卵，所以加补脾肾之紫河车、巴戟天、鹿角片、佛手片，山药加大至30g以补黄体。患者终于妊娠，却胎元不保，可能与卵巢功能未完全恢复，而丈夫精液亦不理想，还有此期间工作过劳有关，所以即使妊娠亦胎元不固，后继续治疗。

案3 杨某某，38岁。2007年12月2日初诊。

主诉：未避孕3年未孕，月经不调2年余。

现病史：曾孕3次，前2次人流，末次2003年12月妊70天胎停育，出血后清宫，术后无发烧腹痛，服过抗生素，月经规律，术后一直未避孕未孕，2005年不明原因月经5/40~50天，服过中药3个月，正常有半年多，2006年又复发再服中药效不显，月经周期错后，B超监测排卵结果：未破裂卵泡黄素化（LUF），用过人绒毛促性腺激素（HCG），有排卵但未受孕，2007年8月HSG示：左侧输卵管上举盘曲，通而不畅，右侧通。2007年9月7日（月经第2天）FSH：11.45mIU/ml，E₂：38pmol/L，8月4日（月经第2天）

FSH：13.5mIU/ml。在外院用过9天枸橼酸氯米芬，无优势卵泡。今周期第45天，Lmp 2007年10月19日，1周前有黄带，平时腹痛，纳好，便有时干，小腹发冷，时有热感，曾B超示卵巢体积缩小。今日经阴道彩超：子宫前位4.3cm×3.8cm×3.1cm，内膜0.5cm，双卵巢未显示。夫精液正常。

既往史：曾患过腮腺炎，否认乙肝病史。

经产史：11岁初潮，月经5/24天，有痛经，妊3产0。

舌脉：苔薄白质暗红，脉弦小。

西医诊断：继发不孕，卵巢储备功能下降。

中医诊断：不孕症。

辨证：肾虚。

治法：补肾养血调经中药口服，加用温经活血中药腹部外敷。

方药：

①内服方

炙龟甲^{先煎}15g	何首乌10g	菟丝子20g	覆盆子20g

炙龟甲（先煎）15g　　何首乌10g　　菟丝子20g　　覆盆子20g

当归10g　　　　　　肉苁蓉10g　　莪术10g　　　虎杖15g

知母10g　　　　　　黄柏6g　　　　丹参15g　　　合欢皮30g

生黄芪15g

②外敷药

千年健15g　　　　　白芷12g　　　当归尾10g　　红花10g

鸡血藤20g　　　　　桂枝10g　　　青皮10g　　　陈皮10g

威灵仙15g　　　　　路路通12g　　王不留行12g　生艾叶100g

透骨草100g

二诊：2007年12月13日。周期第56天，Lmp 10月19日，近日有透明白带，昨外院B超：子宫内膜0.9cm，左卵巢2.8cm×1.6cm，内无回声2.0cm×1.6cm。妇科检查：宫颈黏液拉丝＞5cm。舌苔薄白质嫩，脉沉小滑。

方药：

①内服药：12月2日原方去莪术、黄柏，加鸡血藤15g，淫羊藿10g。

②外敷药：12月2日原方2剂。

三诊：2008年1月13日。周期第14天，Lmp 2007年12月31日，经期5天，量少，色暗。昨日B超子宫内膜0.4cm，右卵巢1.9cm×1.0cm，左卵巢1.8cm×0.9cm，1月2日复查FSH：19.83mIU/ml，E_2：53.35pmol/L，LH：9.26mIU/ml，

PRL：272.7μIU/ml，T：0.79nmol/L。舌苔薄白质红，脉弦小滑。治法：补肾填精。

方药：

炙龟甲^{先煎}15g	何首乌10g	枸杞子15g	肉苁蓉10g
生地10g	熟地10g	当归10g	丹参15g
枳壳10g	知母10g	生黄芪15g	虎杖12g
黄柏6g	紫河车10g	竹茹12g	茯苓20g
百合15g			

四诊：2008年1月27日。Lmp 12月31日，周期第24天，有透明白带，乳胀，BBT未升，纳乏味，已无烘热，手足心热减轻。复查FSH：28.24mIU/ml，LH：18.53mIU/ml，E₂：126.50pmol/L。舌苔少质嫩，脉弦小滑。

方药：内服药原方加鸡血藤10g，外敷药继用原方。

五诊：2008年2月17日。Lmp 1月31日，经期7天，量中，色红，时腹疼。2月11日有大量透明白带，持续2~3天，现BBT已上升4天。2月11日（周期第12天）B超示有2.6cm×1.8cm卵泡，2月1日查FSH：12.45mIU/ml，LH：6.73mIU/ml，E₂：89.15pmol/L。舌苔薄白质暗，脉弦带滑。治法：补肝肾调冲任。

方药：

何首乌10g	当归10g	白芍12g	熟地10g
怀山药20g	川续断12g	紫河车10g	竹茹12g
菟丝子20g	覆盆子20g	生黄芪15g	白术12g
茯苓15g	鸡内金10g	焦三仙各30g	枳壳10g

六诊：2008年2月24日。周期第25天，BBT上升11天。晨起有黄痰，舌苔薄白，舌质嫩，脉沉小滑。

方药：原方去熟地、焦三仙，加竹茹12g、浙贝母10g。经期服下方：当归10g，益母草15g，枳壳10g，炒蒲黄（包煎）10g，五灵脂10g，生黄芪15g，川续断12g，法半夏10g，陈皮10g，竹茹12g，延胡索10g。

后继续以补肾填精为基本治法，期间患者因爬山劳累心慌、气短、胸闷，方中酌加太子参、麦冬、五味子、瓜蒌、丹参、檀香益气养阴、宽胸散结，调理1周后症减。治疗期间月经正常，B超检测有排卵，子宫内膜正常。2008年4月22日复诊时周期第27天，就诊前1日有少量出血，BBT上升14天，查血β–HCG：7.13mIU/ml，PRO：4.6ng/ml。舌苔薄白质嫩，脉滑。中西医保胎治疗，后患者产1女。

【按语】患者先后两次查FSH，分别为11.45mIU/ml、13.5mIU/ml，且有月经不调，不孕，符合DOR的诊断。患者既往人流及胎停孕清宫史，以至肾虚、气血不足、血瘀。肾精亏虚，无精化血，精血匮乏，月经源流衰少；气血不足，不能濡养冲任，冲任失养，血海不盈，则月经错后、稀发。卵子属生殖之精，肾主生殖，肾虚卵泡不能正常发育成熟，无以成孕。B超检查小卵泡发育，卵巢体积缩小均为肾虚之象。肾阴不足，阴不潜阳，虚阳外越，迫津外泄则烘热汗出。阳虚症见小腹发冷。

蔡老师在临床实践中，遵循"求子先调经""种子之法即在调经之中"的理论思想，以补肾药为基础，根据女子以血为本，血旺则经调、血盛则怀胎的思想，在临床中注重填补肾精，使肾精得养，肾气旺，血气足，天癸充盛，冲任得滋，月经才能按时而至，体现出"种子之法，即在调经之中"。因此本例以补肾养血调经为法，配合腹部外敷，外敷药选用活血理气、温经通络之品，促进局部血液循环，既可增强卵巢血供，改善卵巢功能，又可辅助治疗输卵管通而不畅。

方中炙龟甲、菟丝子、覆盆子、肉苁蓉补肾；何首乌、当归、丹参养血活血通络；黄芪补气，血气旺盛，冲任充沛，则病无以生；知母、黄柏滋阴降火。针对不孕患者心理压力大，情志不舒，予合欢皮安神解郁。因HSG提示左侧输卵管上举盘曲，通而不畅，所以加莪术、虎杖活血通络。

蔡老师在辨证辨病相结合的基础上，亦依据月经周期不同，用药有所不同。经后期因行经后血海空虚、阴血不足，以补肾填精、养血调冲任为主，以促进卵泡的正常发育及子宫内膜的修复。排卵前期及排卵期合称为真机期，酌加温阳通络、行气活血之品，因势利导，助其顺利排卵以受精。经前期在辨证的基础上酌加补肾阳、健脾疏肝之品以维持黄体功能。经期胞宫处于"泻而不藏"的状态，要祛瘀生新，使气血运行，胞宫排泄通畅。

患者治疗4月余，期间月经周期正常，2008年4月复诊时证实妊娠，体现了蔡老师治疗不孕重在调经探源的学术思想。

蔡老师在BBT高温相超过14天即查血β–HCG及PRO，若升高即保胎治疗，因考虑患者本身卵巢功能不好，且不易妊娠。同时密切观察患者症状及各项检查，并嘱患者如有腹痛明显、头晕等症随时就诊，防止异位妊娠及流产，从中可以看出蔡老师在临证时考虑问题较全面。

案4 赵某某，28岁。2008年8月6日初诊。

主诉：未避孕1年余未孕。

现病史：结婚4年工具避孕，近1年余希望生育未果，曾在外院查FSH：25.66mIU/ml，BBT双相但呈黄体功能不足（Luteal Phase Defect，LPD）表现，谷丙转氨酶（ALT）偏高，乙肝筛查未见异常。配偶精子活力偏低，月经3~4/23天，量少，有血块及痛经，Lmp 8月2日，Pmp 7月9日。

既往史：否认肝炎史，儿童时患过腮腺炎，无药敏史。

经产史：13岁初潮，5~7/28天，量中，无痛经，妊0。

现症：疲乏，纳差，足冷。

舌脉：舌薄白尖红，脉细。

西医诊断：原发不孕，卵巢储备功能下降。

中医诊断：不孕症。

辨证：脾肾不足，血虚肝郁。

治法：补脾肾，益气养血疏肝。

方药：

①内服方：

党参30g	白术15g	莲肉15g	生黄芪12g
当归10g	白芍12g	柴胡10g	连翘15g
虎杖12g	菟丝子20g	淫羊藿10g	鸡血藤10g
焦三仙各30g			

②足浴方：

桂枝10g	红花6g	透骨草30g	威灵仙15g
鸡血藤15g	赤芍10g		

二诊：2008年8月13日。末次月经8月2日，经期3天，量少，色红，有血块，经期不适症状减轻。舌苔薄质红，脉弦细。治法：补肾填精，养血健脾调冲任。

方药：

炙龟甲^{先煎}15g	何首乌10g	菟丝子20g	女贞子10g
枸杞子12g	车前子^{包煎}10g	紫石英^{先煎}15g	巴戟天10g
紫河车10g	竹茹12g	当归10g	丹参12g

| 莲肉15g | 山药15g | 生黄芪15g | 焦三仙各30g |

三诊：2008年8月20日。月经第19天，无透明白带，BBT双相不明显，时有耳鸣，纳好，便溏，怕冷，尿清，脚凉好转。查宫颈黏液无结晶，阴道脱落细胞涂片：表层细胞，成堆边卷，角化指数（cornification index，CI）20％。复查肝肾功正常。舌尖红苔薄白，脉沉弦细。治法：补益脾肾。

方药：

党参20g	炒白术15g	补骨脂6g	炒扁豆15g
怀山药20g	菟丝子20g	熟地10g	竹茹10g
紫河车10g	玉竹10g	淫羊藿10g	柴胡10g
谷芽12g	白芍12g	当归10g	鸡内金10g

四诊：2008年8月27日。末次月经8月26日，未净，量不多，小腹痛，血畅痛缓。怕冷好转。BBT双相不明显，高温相约11~12天。复查FSH：8.73mIU/ml，LH：7.24mIU/ml，E_2：189.30pmol/L。舌质暗红苔薄黄，脉沉细弦。经期益气养血活血，服八珍颗粒，经后补脾肾滋冲任。

方药：

菟丝子20g	山药30g	山萸肉10g	党参20g
茯苓20g	白术15g	补骨脂6g	炒扁豆15g
枸杞子15g	沙参20g	淫羊藿10g	鸡内金10g
丹参15g	鸡血藤20g		

五诊：2008年12月28日。Lmp 12月1日，12月26日查血β-HCG：520.70mIU/ml，尿HCG阳性，偶有下腹疼，口干，有黄带。舌苔薄黄，脉弦小滑。治法：补肾健脾安胎。

方药：

菟丝子20g	川续断12g	白术12g	莲肉15g
炒扁豆15g	苏梗10g	黄芩10g	生地6g
芦根10g	陈皮6g		

每日睡前服黄体酮胶丸200mg。

六诊：2009年1月14日。停经45天，今日查PRO：79.34nmol/L，β-HCG：89279mIU/ml。恶心减轻，B超宫内活胎6w+2d，腰坠痛。舌苔淡黄，脉沉小滑。仍遵原法，中西医保胎治疗。12月28日方加山萸肉10g、熟地6g、山药30g、生黄芪15g，去芦根。

【按语】患者不孕、月经量减少，有血块，疲乏，纳差，FSH升高，根据辨证辨病相结合的原则，证属脾肾不足，血虚肝郁。肾主生殖，经水全赖肾水施化，肾虚则月经量少、不孕。妇女以血为本，经孕产乳皆赖于血，血之化源在脾，且冲脉隶属阳明，阳明为多气多血之腑，脾胃健旺，精微充足，血气旺盛，冲任充沛，则无以病生。若脾胃功能失调，脾失健运，化源不足，不能濡养冲任，胞脉空虚，则见月经稀少。脾气失充，冲任脉虚，难于受孕。蔡老师认为DOR患者多有肝郁，因此以补脾肾，益气养血疏肝为法。同时方中加连翘、虎杖清热解毒降转氨酶。二诊时患者症状减轻，针对DOR患者肾精不足、血虚之病机予补肾填精、养血之品，因处于真机期，阳气逐渐上升之时，方中加补肾阳健脾之紫石英、巴戟天、紫河车、莲肉、山药以助阴阳转化。

补血填精之药多属厚味滞腻，易碍胃满中，困脾伤胃，因此佐焦三仙以醒脾开胃。后继续以补脾肾之法调理4月余，2008年12月复诊时证实妊娠。

案5 崔某某，39岁。2008年8月24日初诊。

主诉：不育。

现病史：因2年未孕，做过2次宫腔内人工授精（intrauterine insemination，IUI），2006年9月做体外受精－胚胎移植（in vitro fertization and embryo transfer，IVF+ET），妊娠2个月时胎停育，2007年11月IVF+ET生化妊娠。2008年5月做宫腔镜及HSG均未见异常。曾查FSH：11.43mIU/ml。目前月经正常3/24~27天，量中、有血块及内膜，时有腰腹痛。BBT双向。Lmp 8月12日，现服中药。平时怕冷、便干，中期有透明白带。无特殊病史，青霉素过敏。

经产史：14岁初潮，月经4~5/30天，孕0产0。

舌脉：苔薄质细裂，脉弦。

中医诊断：不孕症。

辨证：肝肾阴虚，冲任不强。

治法：补肝肾，强冲任。

方药：

炙龟甲15g	女贞子15g	何首乌10g	生地10g
熟地10g	肉苁蓉10g	紫石英^{先煎}15g	知母10g

菟丝子20g	茺蔚子10g	枸杞子15g	车前子10g
虎杖12g	合欢皮15g	百合15g	佛手片10g
生黄芪15g			

二诊：2008年10月7日。9月30日移植胚胎。现用孕酮60mg/d。舌苔薄白质细裂，脉弦小。治法：补肾养血安胎，方药：菟丝子20g，川续断10g，怀山药15g，当归10g，白芍12g，紫河车10g，何首乌10g，太子参20g，黄芩10g，白术10g，苏梗6g。

三诊：2008年10月15日。做IVF+ET移植后15天。13天查HCG：423.63mIU/ml，今日PRO：133.7nmol/L，HCG：813.30mIU/ml。现在外院每天肌内注射黄体酮注射液60mg。食欲欠佳、无白带。舌苔薄黄质红，脉弦小滑。

方药：

黄芩10g	生地12g	沙参20g	菟丝子20g
何首乌10g	当归10g	白芍12g	川续断12g
紫河车10g	砂仁6g	苏梗10g	怀山药30g

后保胎成功。

【按语】患者不孕，进行两次IVF+ET均未成功，检查FSH升高，为卵巢储备功能下降所致。卵巢储备功能的下降是卵泡的耗损及卵子质量下降所致，而生殖潜能直接取决于卵母细胞的质量和子宫内膜的容受性，前者的下降即卵巢储备功能的下降可以影响辅助生育技术（assisted reproductive technologies，ART）的治疗效果。随着ART的广泛应用，不孕不育妇女进行昂贵的辅助生育治疗之前对她们的生殖潜能做出评价是很有必要的。对于DOR的患者，ART之前配合中药改善卵巢功能有助于提高ART的成功率。患者不育、便干，舌中有裂纹，脉弦为肝肾阴虚、冲任不强之象。肾藏精，主生殖，胞络系于肾。肾阴虚，冲任胞宫胞脉失养，而致不孕。孕后肾虚冲任失固，胎失所系，故屡孕屡堕。肝阴不足，亦可致冲任亏虚，血海不盈，导致不孕、胎元不固。因此治以补肝肾，调冲任。炙龟甲、熟地补肾填精；菟丝子、女贞子、茺蔚子、枸杞子、何首乌、紫石英等补肝肾调冲任；虎杖含有白藜芦醇，具有雌激素样作用；佛手、百合、合欢皮疏肝解郁、清心安神。中药调理月余，再次IVF-ET，后妊娠，保胎治疗成功。

案6 王某某，34岁。2008年10月19日初诊。

主诉：月经紊乱伴不孕1年余。

现病史：2007年3月起月经前后不定，经期延长，末次月经2008年9月27日，为注射黄体酮来潮。现周期第23天，BBT不明显上升7~9天。近日白带减少，乳胀痛。9月29日查FSH：11.93mIU/ml、E_2：70.53pmol/L。平时口干、便溏。丈夫精液正常。

既往史：患过麻疹。

经产史：15岁初潮，月经5~7/30~35天，孕0。

舌脉：苔灰舌质暗，脉弦。

诊断：月经失调，原发不孕。

治法：补脾肾调经。

方药：

菟丝子20g	怀山药20g	白术12g	茯苓15g
莲肉12g	川续断12g	当归10g	白芍10g
沙参15g	麦冬12g	佛手片10g	

二诊：2008年11月2日。10月31日在协和医院查FSH：13.15mIU/ml，LH：3.74mIU/ml，E_2：27.15pmol/L，PRL：18.44μIU/ml，T：0.52nmol/L。Lmp 10月28日，将净，量中、无痛经，上周期6/31天，BBT有双相不典型。舌薄白边齿，脉弦滑。诊断：卵巢储备功能下降。治法：补肝肾，健脾疏肝。

方药：

炙龟甲^{先煎}15g	何首乌10g	菟丝子20g	怀山药20g
炒白术15g	炒扁豆15g	知母10g	莲肉15g
鸡血藤15g	茺蔚子10g	红花3g	覆盆子15g
制香附10g	柴胡10g	茯苓20g	合欢皮20g

三诊：2008年11月12日。昨日查B超：子宫内膜厚0.9cm，无优势卵泡。BBT单相，昨日白带增多，咽痛。舌苔薄白边瘀，脉弦。治法：补肝肾、促排卵。

方药：

生地10g	熟地10g	何首乌10g	女贞子12g
白芍12g	车前子^{包煎}10g	枸杞子15g	山药20g
当归10g	丹参15g	淫羊藿10g	金莲花15g

桂枝10g　　　　沙参15g　　　　生甘草3g　　　　枳壳10g

四诊：2008年11月19日。Lmp 10月28日。BBT单相。白带不多，痰多、咽干。舌苔薄白舌质暗，脉弦带滑。治法：前法出入。

方药：

炙龟甲^{先煎}15g　知母10g　　　　何首乌10g　　　菟丝子20g

当归10g　　　紫河车10g　　　竹茹12g　　　　川续断10g

鹿角片3g　　　车前子10g　　　山药30g　　　　柴胡10g

佛手片10g　　合欢皮20g　　　肉苁蓉10g　　　沙参20g

淫羊藿10g　　赤芍10g　　　　白芍10g

五诊：2008年12月17日。11月28日查FSH：4.61mIU/ml，LH：3.46mIU/ml，E$_2$：146.8pmol/L。今月经周期第22天，BBT单相，白带不多。舌苔薄白舌质暗，脉弦细。宫颈黏液可见结晶，中间断裂，边缘可见椭圆体。阴道脱落细胞涂片：表层细胞为主，伴中层梭形细胞，CI 20%，部分成堆。妇科检查：宫颈重度糜烂，子宫及附件未见异常。B超：子宫内膜厚0.7cm，右侧卵泡1.5cm×1.4cm。治法：养血补肾健脾。

方药：

当归10g　　　丹参12g　　　　赤芍10g　　　　白芍10g

熟地10g　　　菟丝子20g　　　淫羊藿10g　　　茺蔚子10g

柴胡10g　　　白术15g　　　　炒苡仁20g　　　椿根皮10g

党参15g　　　炒扁豆15g　　　紫河车6g

同时服四妙丸，BBT上升7天后停服。

后继续以补肾养血为基本治法，患者月经周期及经期均正常，BBT双相，有排卵。治疗期间，白带量多，检查示宫颈重度糜烂，细菌性阴道病，辨证为脾虚有湿，在补肾养血的同时，加党参、苍术、白术、茯苓、炒扁豆、生薏苡仁、车前草健脾利湿，口服"四妙丸"，外用"保妇康栓"后带下好转。治疗半年余，2009年4月证实妊娠，B超示：宫内胎囊2.1cm×2.2cm×1.3cm，可见胎芽及胎心。血β-HCG：60637mIU/ml，PRO：93.72nmol/L，恶心，怕冷，便不成形。舌苔淡黄质暗，脉弦。黄体酮胶丸200mg睡前服。中药补肾健脾安胎：菟丝子20g，覆盆子20g，生黄芪15g，炒白术15g，莲肉15g，山药20g，杜仲10g，佛手片10g，苏梗10g，艾叶炭3g，苎麻根15g，砂仁（后下）6g，阿胶（烊化）9g。

【按语】患者2次查FSH大于10mIU/ml，"卵巢储备功能下降"诊断成立。

患者不孕、经期延长、月经量多为脾肾两虚。肾主生殖，肾虚不孕，脾虚不摄，血不循经，出现月经量多、经期延长，治疗补脾肾调经。

蔡老师认为中医治疗女性不孕重"调经探源"，所谓"调经"就是对月经病的治疗，中医月经病可见于现代医学的功能失调性疾病与器质性疾病。蔡老师调经从肾肝脾论治。脾胃为后天之本，滋养先天之肾，主运化与统摄，为气血化生之源，故《景岳全书·妇人规》云："调经之要，贵在补脾胃以资血之源。"肝主藏血，主疏泄，肝的疏泄与月经关系密切。因此，该患者整个治疗过程以补脾肾为基本治则，兼疏肝理气，随症加减。通过治疗，患者FSH值降至正常，月经周期及经量明显改善，后患者如愿妊娠。

蔡老师在临床中将现代医学与中医学紧密结合。如本案蔡老师嘱患者检测BBT，以判断是否排卵及黄体功能，指导临床用药。

同时，蔡老师对于希望妊娠的患者，用药极为审慎。如嘱患者若BBT上升6~7天，就停用治疗宫颈糜烂的"四妙丸"，以免影响妊娠。

案7 赵某某，32岁。2006年12月24日初诊。

主诉：未避孕1年余未孕。

现病史：患者2005年3月孕2个月胎停育，近1年余未避孕未孕。现月经6/26~28天，量中，时有痛经，经前乳胀，Lmp 2006年12月12日。平时偶有口干，二便调。

既往史：腮腺炎史。

经产史：14岁初潮，月经6/26~28天，痛经，26岁结婚，孕2产0，药物流产1次，胎停育1次。夫健，精液正常。

理化检查：多次在外院检查FSH升高，具体数值不详。最近一次：FSH：10.22mIU/ml，E_2：70pmol/L。不孕3项、甲功5项及染色体均正常。

舌脉：苔淡白略腻，脉弦带滑。

西医诊断：不育症，DOR。

中医诊断：不孕症。

辨证：肾虚肝脾失调。

治法：补肾疏肝运脾。

方药：

菟丝子20g	川续断12g	怀山药15g	巴戟天10g
当归10g	白芍15g	柴胡10g	生地12g
白术10g	茯苓15g	木香6g	女贞子12g
肉苁蓉10g	石斛6g	炙甘草6g	紫河车6g
竹茹12g			

医嘱：B超测排卵，测BBT。

二诊：2007年1月27日。周期第27天，Lmp 1月9日，量中。平时晨起下腹隐痛，活动后好转，纳眠好，便调。妇科检查：宫颈轻度糜烂，有透明白带，子宫前位常大，活动可，左侧增厚压痛，右侧未见异常。舌苔薄黄舌体胖，脉弦。

方药：原方去石斛、生地，加熟地10g、制香附10g、鱼腥草15g。外用：保妇康泡沫剂。

三诊：2007年7月29日。周期第8天，Lmp 7月22日，月经第1~2天量较多，血块时有时无，腹痛时有，自诉BBT双相，上升10天。晨起腹隐痛，中期有透明白带，经前时有乳胀。舌苔薄黄舌体胖，脉弦细。治法：补肝肾调冲任。

方药：

炙龟甲^{先煎}15g	菟丝子20g	何首乌10g	川续断10g
怀山药30g	生地10g	熟地10g	太子参15g
枳壳10g	女贞子10g	车前子^{包煎}10g	

四诊：2007年8月2日。周期第12天，今日B超右侧卵巢内可见2.1cm×1.7cm优势卵泡，内膜厚1.4cm。舌苔淡黄白，脉弦小。

方药：

菟丝子20g	女贞子12g	枸杞子15g	车前子^{包煎}10g
川续断12g	紫河车10g	竹茹12g	鹿角霜^{先煎}10g
生地10g	熟地10g	白芍15g	制香附10g
柴胡10g	皂角刺6g		

五诊：2007年8月5日。周期第15天，BBT上升3天，B超示子宫内膜0.75cm，优势卵泡消失，盆腔内少量液体，舌苔薄黄稍厚，脉弦小。

方药：原方去皂角刺，加何首乌10g、覆盆子15g、当归10g。

六诊：2007年8月12日。BBT上升10天，乳胀，有时下腹隐痛，无透明白带，腹疼欲便，便后痛缓。舌苔淡黄白，脉弦。

方药：8月2日方去柴胡、制香附、车前子、皂角刺、熟地，加生地12g，女贞子12g，沙参20g，炒扁豆15g，苏梗10g。经期服八珍颗粒。

七诊：2007年10月21日。停经36天，阴道少量出血4天，腹痛不明显，Lmp 9月15日，在中日医院查血β–HCG：478.32mIU/ml。现噩梦多，纳好，时便秘，腰酸。舌苔薄黄体大，脉细弦。诊断：早孕。辨证：肝肾不足。治法：补肝肾养血安胎。

方药：

菟丝子20g	桑寄生15g	怀山药30g	山萸肉10g
生地10g	何首乌10g	太子参20g	白芍12g
黄芩10g	侧柏炭10g		

【按语】患者既往有腮腺炎史，多次查FSH偏高，就诊时FSH 10.22mIU/ml，考虑为卵巢储备功能下降。卵巢储备指卵巢皮质区卵泡生长、发育，形成可受精的卵泡的能力。卵巢储备功能下降是卵巢内存留的可募集的卵泡数目减少，卵子质量下降导致生育能力下降。

患者不育、经前乳胀，舌体胖，舌质淡，脉弦带滑当属肾脾不足、肝郁。蔡老师认为不孕不育与肾、肝、脾密切相关。肾藏精，主生殖，肾虚不能摄精成孕，即使妊娠亦可胎元不固。脾为后天之本，精血化生之源，妇人经、孕、乳之本。同时若脾胃虚弱，药补难达于诸经，终无助于精血。肝藏血，女子以血为用，经、孕、胎、产是其具体表现形式。因此，蔡老师在临症时非常重视肝、脾、肾。

方中菟丝子、川续断、巴戟天、肉苁蓉、紫河车、女贞子补肾，肾中精气只宜固秘，最忌耗泄。山药、白术、茯苓、甘草健脾，当归、白芍、柴胡、木香养肝血、疏肝气，顺其调达畅茂之性。口干加石斛、生地养阴。

二诊时妇检宫颈糜烂、附件增厚压痛，因此加香附疏肝理气止痛，鱼腥草清热解毒。四诊时B超可见2.1cm×1.7cm的优势卵泡，因此在补肝肾的基础上予香附、柴胡、皂角刺理气通络，以助卵泡排出。五诊时，B超测内膜偏薄，所以加何首乌、覆盆子、当归补肾养血以助孕卵着床。经调理，患者妊娠，但有少量阴道出血，且既往有胎停育史，所以保胎治疗。

案8 曹某某，29岁。初诊：2004年7月22日。

主诉：月经失调2年。

现病史：强化训练后闭经，经中药治疗后好转，但周期较长，4~5/40~60天，Lmp 4月24日，Pmp 1月14日，近有透明白带，口干，便干。曾多次查FSH偏高，具体不详。

舌脉：舌质暗红，脉弦缓。

中医诊断：闭经。

方药：

当归10g	丹参15g	茺蔚子10g	卷柏10g
全瓜蒌20g	石斛6g	沙参30g	肉苁蓉12g
桃仁10g	红花6g	菟丝子20g	川牛膝10g
炙龟甲^{先煎}6g	枳壳10g	生甘草6g	

二诊：2004年8月17日。Lmp 4月24日，今日B超：子宫内膜0.7cm，左卵巢内卵泡1.3cm×0.9cm。便干。舌质红，苔少，花剥苔，脉弦缓。

方药：

石斛10g	沙参30g	麦冬10g	丹参15g
当归10g	全瓜蒌20g	柏子仁15	何首乌12g
女贞子10g	枸杞子12g	菟丝子20g	玫瑰花10g
佛手片10g	陈皮6g	炙甘草6g	川牛膝10g

三诊：2004年10月28日。舌质红，脉小弦。FSH：24.3mIU/ml，E_2：169.2pmol/L，PRL：9.33μIU/ml，LH：31.54mIU/ml，T：0.48nmol/L，PRO：1.54nmol/L。黄体酮胶丸200mg/d，服5天。

方药：

沙参30g	麦冬10g	生地12g	石斛10g
玄参12g	肉苁蓉10g	全瓜蒌15g	杏仁10g
浙贝母10g	益母草20g	泽兰10g	川牛膝10g
炙甘草6g			

四诊：2004年12月2日。末次月经11月11日，经期5天，量较多，色鲜红，无血块。舌质红，苔薄黄，脉弦带滑。

方药：原方去益母草，加菟丝子20g、枸杞子15g、淫羊藿6g。

五诊：2004年12月17日。BBT上升10天，药后腹胀，乳胀，便秘，舌质红苔薄，脉弦。

方药：

沙参20g	麦冬10g	白芍10g	生地10g
柴胡10g	佛手片10g	鹿角片3g	肉苁蓉10g
陈皮10g	全瓜蒌20g	川续断12g	芦根12g

六诊：2005年6月14日。服药期间月经规律来潮，有较多透明白带，希望妊娠。舌苔花剥，脉弦。

方药：

沙参30g	麦冬10g	石斛6g	山药12g
生地12g	菟丝子20g	女贞子10g	旱莲草10g
炙龟甲先煎12g	车前子10g	黄精12g	全瓜蒌20g
桃仁10g	红花10g	茯苓15g	陈皮10g

七诊：2007年12月27日。患者2005年6月15日来月经5天，经净后服6月14日方7天，7月22日查尿HCG阳性，2006年3月30日剖腹产一3.6kg男婴。

【按语】患者闭经、月经稀发，口干、便干，舌质暗，证属肾阴不足，兼有血瘀。肾精亏虚，无精化血，阴血亏虚，月经源流衰少，血海不盈则月经稀发乃至经闭。炙龟甲补肾填精；菟丝子、肉苁蓉补肾助阳，肉苁蓉亦有润肠通便之效；当归、丹参、茺蔚子、卷柏、桃仁、红花养血、活血、通经；石斛、沙参养阴；枳壳理气以助血行；牛膝引血下行；甘草调和诸药。随症加减治疗2月余仍无月经来潮，予黄体酮撤退出血，根据患者舌红，苔花剥，以沙参、麦冬、生地、石斛、玄参加强养阴之力。后方中加二至补肝肾、养阴血，黄精益脾阴，患者不仅月经来潮并且如愿妊娠。

案9 王某某，27岁。2009年5月12日初诊。

主诉：闭经1年余，未避孕1年未孕。

现病史：患者2007年7月妊娠12周胎停育清宫，后闭经半年。在外院做人工周期3个月，期间月经量较前减少约1/3，月经不能自行来潮。近1年未避孕至今，希望生育。患者5月6日曾有阴道点滴出血。

就诊时症见：疲倦，烘热汗出，烦躁，便溏，纳眠好。

妇科检查：阴道通畅，少量褐色分泌物，宫颈光。子宫前位偏左，常大，活动可。附件左侧增厚，无压痛，右附件未见异常。内分泌六项：FSH：44.82U/L，E_2：15pg/ml，LH：8.99U/L，PRL：8.78ng/ml，P：0.79ng/ml，T：32.8ng/ml。

舌脉：舌苔薄白，舌质嫩，边有齿痕。脉弦。

西医诊断：卵巢早衰。

中医诊断：闭经，不孕症。

辨证：肾虚，冲任不足。

治法：补肾填精，滋冲任。

方药：

炙龟甲^{先煎}15g	菟丝子20g	女贞子12g	紫河车10g
生黄芪15g	何首乌10g	知母6g	当归10g
丹参15g	茺蔚子10g	覆盆子20g	山萸肉10g

二诊：2009年5月19日。症状有所减轻。B超：子宫内膜厚度 0.65cm，右侧卵巢可见卵泡1.1cm×0.9cm。

方药：原方加紫石英（先煎）15g，淫羊藿10g。

三诊：2009年6月2日。BBT上升8天，口干，五心烦热。治法：滋肾健脾。

方药：

生地12g	麦冬10g	女贞子10g	淫羊藿10g
党参20g	白术15g	山药15g	莲子肉10g
菟丝子20g	紫河车10g		

经期服血府逐瘀胶囊。

四诊：2009年6月14日。患者诉2009年6月8日月经来潮，经期5天，量中，诸症均减轻，仍以补肾填精，滋冲任为法。

腹部外敷药：

千年健15g	白芷10g	当归尾10g	桂枝10g
红花6g	鸡血藤15g	生艾叶100g	透骨草100g

五诊：2009年7月14日。如法再治1个月，就诊时BBT仍在高温，查β-HCG：107U/L，E_2：957.2pmol/L，PRO：40.94nmol/L。确认妊娠，予补肾健脾安胎治疗。

【按语】患者肾虚，冲任二脉虚衰，血海不能充盈而闭经；肾虚胞脉失养则不能成孕。肾阴虚，阴不维阳，阳失潜藏则烘热汗出、五心烦热。阴损及阳，脾肾相资，肾虚及脾，可见疲倦乏力、便溏。方中炙龟甲、紫河车为血肉有情之品，补肾填精，补益作用尤为突出；菟丝子、女贞子、茺蔚子、覆盆子补肾之阴阳，蔡老师认为子类药物具有补肾、促进生殖的作用；山萸肉补肝肾；余药调气血、强冲任；知母滋阴清热，为治疗烘热汗出的常用药。蔡老师临证时亦参考现代药理研究用药，如常用的菟丝子、女贞子、紫河车、丹参等都具有雌激素活性，具有改善内分泌生殖作用，紫河车可直接刺激卵巢组织，使E_2水平上升，亦为常用。

后诊随症加减，患者不仅月经来潮，而且如愿妊娠。

案10 毛某某，29岁。2009年2月8日初诊。

主诉：闭经5年。

现病史：患者2004年起闭经，当时查FSH：47.68IU/L，E_2：64.1pmol/L。用人工周期治疗1年，停药后又停经。2006年查FSH：46.1IU/L，E_2：8.45pmol/L。平时无白带，阴道干涩，烘热出汗，纳好，二便调。

既往史：幼时患腮腺炎。

经产史：15岁初潮，周期30天，经期5~6天。16岁时闭经，1年后2~3月1次，妊0。

舌脉：舌苔薄白，脉弦小。

西医诊断：卵巢早衰。

中医诊断：闭经。

辨证：肾虚血亏，冲任失养。

治法：补肾填精，养血强冲任。

方药：

①内服药：

炙龟甲^{先煎}15g	熟地10g	何首乌10g	当归10g
丹参15g	红花6g	紫河车10g	虎杖15g
葛根15g	川芎10g	肉苁蓉10g	合欢皮15g
山萸肉10g			

②腹部外敷药：

艾叶100g	透骨草100g	千年健10g	白芷10g
当归尾6g	威灵仙10g	桂枝6g	鸡血藤15g

随症加减治疗4月余，月经来潮，2009年6月22日（月经第3天）查内分泌，FSH：35.18U/L，LH：15.47U/L，E$_2$：18.35pmol/L。

【按语】此患者因闭经就诊，治疗前两次FSH大于40U/L，E$_2$水平低，诊为卵巢早衰。病毒性腮腺炎性卵巢炎可致卵巢功能部分或全部丧失，患者幼时曾患腮腺炎，这可能是该患者的发病原因。患者16岁时曾闭经，后月经稀发而渐闭，阴道干涩、烘热汗出。由此可见，患者幼时因病失养，以至肾精亏虚，无精化血，精血匮乏，月经源流衰少，冲任失养，血海不盈。月经由后期量少而渐至不行。正如《医学正传》所云："月经全借肾水施化，肾水既乏，则经血日以干涸……渐而至于闭塞不通。"阴虚血燥则阴部失荣干涩；肾阴不足，阴虚内热，则烘热汗出。因此以补肾填精、养血强冲任为法。经治疗月经来潮，诸症减轻，且FSH降到35.18U/L，说明卵巢功能有所提高。

案11　刘某，33岁。2008年7月30日初诊。

主诉：停经4月余。

现病史：患者带"曼月乐"1年半，月经量递减，于2008年3月2日取环，Lmp 3月20日，经期5天，月经量正常，此后至今未来月经。2008年5月B超子宫内膜厚0.2cm。服戊酸雌二醇片1mg/d×21天，黄体酮胶丸200mg/d×6天，停药仍无撤退出血。现阴道干涩，无透明白带，纳眠可，二便调。曾查FSH>40mIU/ml。

月经史：月经初潮年龄12岁，月经7/26天，无痛经。

婚育史：孕1产0，人工流产1次。

辅助检查：阴道细胞涂片：表中层细胞，形小，可见底层，CI 10%，无结晶，可见椭圆体。妇科检查：子宫前位略小，余未见异常。

舌脉：舌质红，舌苔薄白，脉弦。

西医诊断：继发闭经，卵巢早衰（POF）？

中医诊断：闭经。

辨证：肾虚血亏，冲任失养。

治法：养血补肾调经。

方药：

炙龟甲^{先煎}15g　　女贞子12g　　覆盆子20g　　何首乌10g

当归10g　　　丹参15g　　　菟丝子20g　　山药15g

山萸肉 10g　　　　柴胡 10g　　　　知母 6g　　　　虎杖 10g

竹茹 12g　　　　淫羊藿 10g　　　玫瑰花 10g　　　紫河车 10g

医嘱：检查 FSH，LH，E₂，PRL，T。

二诊：2008年8月6日。服上方7剂，感觉阴道干涩有所减轻。舌质稍红，舌苔薄，脉弦。B超检查：子宫内膜厚0.7cm。妇科内分泌：LH：27.98mIU/ml，FSH：54.03mIU/ml，E₂：175.50pmol/L，PRL：183.30μIU/ml，T：3.97pmol/L。卵巢早衰诊断成立。治法：养血补肾调经。

方药：

炙龟甲^{先煎}15g　　女贞子 12g　　　覆盆子 20g　　　制首乌 10g

当归 10g　　　　丹参 15g　　　　菟丝子 20g　　　山药 15g

山萸肉 10g　　　柴胡 10g　　　　知母 6g　　　　虎杖 10g

竹茹 12g　　　　淫羊藿 10g　　　玫瑰花 10g　　　紫河车 10g

红花 6g　　　　　甘草 6g　　　　　枸杞子 15g

三诊：2008年8月20日。月经未至，阴道转润，有少量白带，症状减轻。舌质红，舌苔少，脉弦小带滑。B超检查：子宫大小3.9cm×3.8cm×3.0cm，较以前增大些，子宫内膜厚0.7cm，右附件探及2.9cm×1.8cm无回声区。治法：养血补肾调经。

方药：

炙龟甲^{先煎}15g　　女贞子 12g　　　覆盆子 20g　　　首乌 10g

当归 10g　　　　丹参 15g　　　　菟丝子 20g　　　山药 15g

山萸肉 10g　　　知母 6g　　　　　虎杖 10g　　　　竹茹 12g

淫羊藿 10g　　　玫瑰花 10g　　　紫河车 10g　　　红花 6g

麦冬 10g　　　　枸杞子 15g

四诊：2008年9月3日。前日月经来潮，月经量初少而后量有所增多，色红，无痛经。舌质红，舌苔薄白，脉弦小滑。治法：补肾填精，养血疏肝。

方药：

炙龟甲^{先煎}15g　　首乌 10g　　　　覆盆子 20g　　　菟丝子 20g

车前子^{包煎}10g　　女贞子 12g　　　白芍 12g　　　　当归 10g

知母 10g　　　　虎杖 12g　　　　淫羊藿 10g　　　紫河车 10g

竹茹 12g　　　　茺蔚子 10g　　　陈皮 10g

五诊：2008年9月24日。9月20日月经来潮，经量正常，色红，无痛经。

舌质嫩，舌苔薄白，脉弦小。2008年9月22日检查结果：LH：8.41mIU/ml，FSH：14.84mIU/ml，E₂：553pmol/L。西医诊断：卵巢储备功能下降（DOR）。治法：补肾养血调经。

方药：

菟丝子20g	女贞子12g	熟地12g	炙龟甲^{先煎}15g
当归10g	鸡血藤15g	肉苁蓉10g	淫羊藿10g
茺蔚子10g	车前子10g	柴胡10g	合欢皮15g
太子参15g	枳壳10g		

后患者继续服药，于2008年10月14日月经来潮，经色、量均正常，继续以补肾填精、养血疏肝调经法治疗。经期则以养血活血调经为法：

当归10g	白芍12g	益母草15g	马齿苋15g
枳壳10g	制香附10g	川续断12	柴胡6g
鸡血藤15g	炒蒲黄^{包煎}10g	五灵脂10g	女贞子12g

【按语】患者初诊时表现为停经4月余，虽然FSH数值>40mIU/ml，但一次检查结果并不能诊为POF，后复查FSH 54.03mIU/ml，符合POF的诊断。蔡老师认为POF的病机以肾虚为本，冲任、气虚不调，兼肝郁。患者因肾精亏虚，无精化血，精血匮乏，月经源流衰少，冲任失养，血海不盈，月经由量少而渐至不行。如《傅青主女科》所言："经水出诸肾""肾水本虚，何能盈满而化经水外泄"。肝肾同处下焦，精血同源，精亏可致肝血不足，肝气郁滞。肝肾不足，外阴失于濡养则干涩。蔡老师治疗卵巢早衰多用补肾填精之法，此处的精包括先天之肾精及后天水谷所化之精微。补肾益精，健脾养血为主，兼以疏肝。使肾气盛，肾精足，冲任二脉气血充盛、流通，满者有余，方能应时而溢。同时脾胃健，化源足，谷气盛，血海满盈，月经可望恢复。方中适当伍入通调气血之品，达到催经下行的目的。

该案的治疗始终以补肾填精、养血疏肝为法，随症加减。炙龟甲、女贞子、菟丝子、覆盆子、山萸肉、淫羊藿、何首乌、紫河车补肝肾养血；当归、丹参养血活血；山药补肾健脾；知母清虚热；柴胡、玫瑰花、虎杖疏肝理气、活血祛瘀，使气血调畅，效果始著。伍入竹茹以防药物滋腻碍胃。经过一段时间的治疗，阴道干涩有所好转，效不更方，后月经自行来潮，量由少至正常，FSH下降至14.84mIU/ml。行经期是新旧交替时期，排出应泄的经血，祛除陈旧的瘀滞，以利于新周期的开始。因此，经期养血和血调经，来排除陈旧应泄之经血。当归、白芍、益母草、鸡血藤养血活血；因经色黑，予蒲黄、五灵脂祛瘀以助生新。调经药中加助阳药川续断以利经血排出。柴胡、香附、枳壳疏肝理气，气行则血行。因月经提前，所以加女贞子补肾阴清热。马齿苋清热解毒，以防血室正开，邪毒入内。

蔡老师认为治疗闭经不可妄用破血通利之法，重伤气血；亦不可一味应用滋腻养血之品，以防脾胃受伤或遏制肾阳，"化源更形不足反燥精血"。

跟师体会

蔡老师根据中医文献相关理论及自己临床经验，抓住"肾主生殖""肾藏精，精者，血之所成也""冲任月经之本也"及妇人"纯阴，以血为本，以气为用"的生理特点，并结合患者因病心情抑郁的临床表现，确定肾虚为卵巢功能低下病机之本，其中以肾阴虚为主，并有气血、冲任不调，肝郁，以补肾填精，调气血，强冲任，疏肝法治疗POF，并在中药内服的基础上配合中药腹部外敷，取得较好的疗效。

中药具有疗效的延续性及"治未病"的优势，接受西药治疗的患者停药后病情容易复发，而中医中药通过对患者的整体调节，疗效具有延续性，起效停药后病情不易反弹，为患者减轻负担。治疗卵巢储备功能下降的目标不仅是使患者妊娠，而且可以预防、延缓卵巢功能衰竭的发生。"治未病"理论是中医预防医学的重要内容，符合当前重大疾病防治重心前移的战略要求和关注亚健康的社会呼声。卵巢储备功能下降的患者不及时治疗有可能加速发展为卵巢早衰，这是一个渐进的过程。在这一时期进行早期干预可能会收到事半功倍的效果，而一旦出现了卵巢功能衰竭，治疗的难度很大。因此，如出现围绝经期临床症状且实验室检查提示卵巢储备功能下降，应积极干预，防止卵巢早衰的发生，尽可能地提高患者的生活质量。对于卵巢早衰患者，要稳定情绪，正确认识该病，积极接受治疗，防止远期病变如骨质疏松症和冠心病等并发症的发生。

第五章　专病论治

第一节　调经种子治疗不孕症

凡婚后有正常性生活未避孕，同居两年未受孕者称不孕症。世界卫生组织1995年编印的《不育夫妇标准检查与诊断手册》中不孕症临床标准定为1年。婚后未避孕而从未妊娠者称原发性不孕，曾有过妊娠而后未避孕不孕者为继发性不孕。

一、女性不孕的因素

女性不孕以排卵障碍和输卵管因素居多。

1. 排卵障碍

占25%。主要原因有下丘脑－垂体－卵巢功能紊乱，包括下丘脑性无排卵、垂体功能障碍引起无排卵。卵巢病变，如先天性卵巢发育异常、多囊卵巢综合征、卵巢早衰、卵巢功能性肿瘤、卵巢对促性腺激素不敏感综合征。肾上腺及甲状腺功能异常也能影响卵巢功能导致不排卵。

2. 输卵管因素

输卵管阻塞或输卵管通而不畅占女性不孕因素的1/3。此外，输卵管发育不全(如纤毛运动及管壁蠕动功能丧失等)，盆腔粘连也可导致不孕。

3. 子宫因素

子宫畸形、子宫黏膜下肌瘤、子宫内膜炎、内膜结核、内膜息肉、宫腔粘连等均影响受精卵着床导致不孕。

4. 宫颈因素

宫颈黏液功能异常、宫颈炎症及宫颈免疫学异常，影响精子通过，均可导致不孕。

5. 阴道因素

外阴阴道发育异常、外阴阴道炎症以及外阴阴道瘢痕均可造成不孕。

历代医籍中，考女子不孕，有肾虚、血虚、胞宫冷、肝气郁、脾胃寒、痰气盛、带脉急、任督病、火旺、血瘀、膀胱气化不行等。而肾主藏精，为生殖之本，天癸之源。肾主冲任，冲为血海，任主胞胎，二脉相资，故能有子。可见若肾与冲任二脉不能施其用时则发生不孕。但脏腑经络间又有着密不可分的联系，因此，临床可表现为其他证型，如肝郁、血虚、脾虚、痰阻、血瘀等，但终须导致肾与冲任的病变，方致不孕。《景岳全书·妇人归》曰："种子之方本无定规，因人而药，各有所宜。"这句话不仅点出了不孕症之治疗方法变化多样，灵活变通，随症施治，同时暗含有不孕症的治疗方法难度较大。

二、蔡老师对"调经种子"的理解

蔡老师认为不孕与月经病的关系甚为密切，治疗不孕症首重"调经""经调而子嗣"。"调经"即是对月经病的治疗，月经病既包括月经的周期、经期、经色、经质、经量的异常，又包括伴随月经周期出现的症状为特征的疾病，常见有月经先期、后期、先后不定期、月经量多或量少、经期延长、崩漏、经间期出血、闭经、痛经及经前头痛、情志异常、乳房胀痛等诸症。中医的这些病症，可见于现代医学的功能失调性疾病与器质性疾病，例如月经量多、崩漏可见于功能失调性子宫出血，也可因子宫肌瘤、子宫肌腺病、盆腔炎症等引起；月经过少、闭经可因性腺轴功能失调如多囊卵巢、卵巢功能低下、高催乳激素血症、卵泡发育不良等所致，也可由子宫内膜损伤致宫腔粘连、结核性病变或脑垂体肿瘤等引起。痛经可因盆腔炎症或子宫内膜异位症、子宫腺肌症所致。中医"月经病"所引起的不孕，除主要表现为月经紊乱的排卵功能障碍外，也包括部分子宫、输卵管的病变所致。

古代医家也认识到月经不调和不孕有关，林珮琴在《类证治裁》中说："经不准，必不受孕。"而娄全善在《医学纲目》中说："求子之法，莫先调经。"即所谓调经种子之法。巢元方在《诸病源候论·无子候》中说"然妇人挟疾无子，皆由劳伤气血，冷热不调，而受风寒，客于子宫，致使胞内生病，或月经涩闭，或崩血带下，致阴阳之气不和，经血之行乖候故无子也。"巢氏认为不孕的内因是劳伤气血，外因是六淫邪气直中胞宫，致使胞闷生病，出现月经不调、崩漏、带下等妇科疾病而致不孕，与现代认识不孕症的原因基本上是一致的，为后世"调经种子"等提供了理论依据。

三、自拟"调经种子汤"

蔡老师调经以补肾药为基础，根据女子以血为本，血旺则经调、血盛则怀胎的思想，在临床中注重填补肾精，使肾精得养，肾气旺，血气足，天癸充盛，冲任得滋，月经才能按时而至，体现出"种子之法，即在调经之中"。据此原则自拟治疗不孕症的基本方"调经种子汤"：菟丝子、巴戟天、熟地、覆盆子、茺蔚子、枸杞子、女贞子、紫河车、黄精、黄芪、当归等。以菟丝子、巴戟天、熟地为君药，补肾益精、养血滋阴。以覆盆子、茺蔚子、枸杞子、女贞子、紫河车为臣药，辅助君药增强补益肝肾、填精益髓、养血活血之功效。佐使药黄精补气养阴健脾，黄芪补气，当归补血调经，活血止痛。使气血通盛，加强君、臣药的养血滋阴、填精益髓的治疗作用。方中诸味中药共奏补肾填精、养血活血、调经助孕之功能。

四、随症加减，辨证辨病相结合

（一）随症加减

如肾阳虚明显者去女贞子，酌加制附片、肉桂、鹿角片、仙茅、淫羊藿、川续断；肾阴虚明显者去黄芪、当归，酌加生地、龟甲、鳖甲、白芍；气虚加党参、白术；脾虚纳差酌配香砂六君子；月经过少去女贞子，酌加刘寄奴、川芎、鸡血藤、丹参、茺蔚子；子宫发育不良配紫河车、紫石英、肉苁蓉；性欲减退加石楠藤、蛇床子；经前乳房胀痛者配逍遥丸或加鹿角片、鹿角霜、白芍、橘核。酌加药一般只选2~3味。

（二）辨证辨病相结合

蔡老师认为卵巢功能低下以肾阴虚为主，并有气血、冲任不调，兼有肝郁。多囊卵巢综合征以脾肾不足、痰瘀互阻和肝肾不足、阴虚火旺两种证候多见。蔡老师对这两种引起排卵障碍的疾病研究颇深，见解独到，所以另立章节单独论述。

子宫内膜异位症、慢性盆腔炎、输卵管阻塞等多辨为血瘀，在应用"调经种子汤"的基础上，活血化瘀，再根据具体情况兼行气、温经、通络、消瘾或清热。炎症引起的输卵管粘连阻塞均属气滞血瘀，治疗离不开活血化瘀，理气通络，因而采用少腹逐瘀汤、桂枝茯苓丸等加减运用，常加穿山甲、路路通以增强通络作用，对血瘀明显者酌加莪术、三棱、水蛭等活血化瘀药物。有热象者去桂枝、干姜等温热药，酌加败酱草、红藤、蒲公英、黄柏等清热解毒药；兼有肝郁者酌加柴胡、郁金、香附；兼有痰湿者酌加胆南星、苍术、浙贝母、皂角刺等药。黄体功能不健不孕多属肾虚兼肝郁、脾虚，予益肾调肝、健脾，酌加巴戟天、山药、肉苁蓉、紫河车、芍药、玫瑰花。高泌乳素血症不孕多属肾虚兼肝郁，补肾疏肝为法，配以麦芽、鹿角霜等降泌乳素。炎性病变所致的不孕多属肾虚肝郁、脾虚有湿，根据辨证可选用逍遥丸、完带汤、止带汤、龙胆泻肝汤等古方，结合兼症加减。

（三）结合现代中药药理

组方选药上既考虑中药的功用、性味归经，又结合现代药理研究，如菟丝子、肉苁蓉、何首乌、紫石英等填补肾精药，具有内分泌激素样的作用，能调节性腺轴，使其恢复正常功能，提高调经种子效果。麦芽可以降低泌乳素水平。虎杖提取物增加去卵巢大鼠阴道、子宫重量和改善萎缩状况并改变其血中激素水平，葛根含有植物雌激素，常用来治疗卵巢功能低下及围绝经期患者。

五、中西医结合治疗

蔡老师认为，中医妇科学可以借鉴西医长处，同时发挥其独特的优势，能最大限度地解除不孕患者的痛苦。例如中药和枸橼酸氯米芬联合应用可以解决其排卵率高、而妊娠率低的问题。腹腔镜下输卵管造口、介入等手术后，配合中药多种途径用药可防止术后粘连，同时有助于恢复手术后输卵管的功能；在超促排卵过程中配合中药治疗，可一定程度上减轻卵巢过度刺激综合征，使患者能够顺利完成采卵的过程。

六、配合外治法提高疗效

附件炎、输卵管积水、盆腔炎性包块、子宫内膜异位症等是不孕的重要原因，中医认为其病因病机是瘀血痰浊阻滞胞宫，活血化瘀、利湿通络是主要的治疗法则。蔡老师从整体观念出发，多途径用药，在内服药的同时配合中药保留灌肠或中药外敷。以期促进子宫卵巢血运和松解粘连，提高子宫卵巢功能的作用。外敷药基本方：千年健、白芷、当归尾、威灵仙、红花、莪术、青皮、陈皮、徐长卿、生艾叶、透骨草等。保留灌肠药基本方：柴胡、赤芍、黄芩、败酱草、蒲公英、没药、莪术等。外敷药和保留灌肠药常选用清热散结、活血化瘀、软坚通络之品，能促进局部静脉丛扩张，改善血液循环，还可促进粘连的组织软化并吸收，使管道疏通，提高子宫、卵巢血供，改善子宫、卵巢、输卵管功能。

七、典型医案

案1 陈某，30岁。2008年9月24日初诊。

主诉：结婚7年，未避孕6年未孕。

现病史：患者近6年未避孕未孕。2006年4月沙眼衣原体抗原检测阳性，2006年5月治疗后复查转阴。2006年12月在福建行腹腔镜下探索术加双侧输卵管通液术，术后诊为子宫内膜异位症、巧克力囊肿。2个月后B超检查巧克力囊肿复发。查妇科内分泌正常，抗精子抗体、抗弓形虫抗体、风疹病毒IgM抗体、抗子宫内膜抗体、抗心磷脂抗体、抗滋养体抗体等均为阴性。BBT双相，B超监测有排卵，内膜厚度0.8~1.1cm。分别于2007年7月、9月行宫腔内人工授精（IUI）未成功。曾先后服用逍遥丸、六味地黄丸、益母草颗粒、调经促孕丸等中成药以及汤药调理。月经7/25天，量中多，痛经时轻时重，Lmp 2008年9月3日，BBT双相，高温相13~14天。平时中期白带不多，大便3次/日，纳好。配偶精液常规正常。

经产史：11岁月经初潮，月经4~6/30天，妊0。

舌脉：舌质稍暗，苔白。脉弦。

西医诊断：原发不孕，子宫内膜异位症。

中医诊断：不孕症。

辨证：肾虚血瘀。

治法：补肾养血活血。

方药：

①平时口服：

菟丝子20g	山萸肉10g	山药20g	延胡索10g
生黄芪15g	白术15g	当归15g	鸡血藤12g
玫瑰花10g	合欢皮30g	柴胡10g	白芍15g
牡蛎^{先煎}30g	女贞子10g	浮小麦30g	大枣3枚
炙甘草6g	白花蛇舌草15g		

②经期口服：

当归10g	白芍15g	熟地10g	益母草15g
延胡索12g	枳壳10g	生蒲黄^{包煎}10g	五灵脂10g
柴胡10g	没药10g	升麻3g	鸡内金10g

量多加三七末1.5g/次，3次/日，痛甚加龙血竭胶囊2~4粒，3次/日。

③保留灌肠方：

柴胡10g	败酱草15g	车前草15g	马鞭草15g
莪术10g	生黄芪15g	威灵仙15g	浙贝母10g
僵蚕10g	地龙10g		

医嘱：测BBT、B超检测排卵、查尿LH、适时同床。

患者回当地后依上述方法用药，并监测排卵，测BBT。2009年1月21日停经42天，经检查证实妊娠。后产一子，体健。

【按语】患者经腹腔镜诊为子宫内膜异位症，考虑其不孕、痛经可能由此引起。同时曾查出沙眼衣原体抗原阳性，沙眼衣原体感染能导致输卵管纤毛上皮损伤、阻碍输卵管转运、增加不孕及异位妊娠的危险。

子宫内膜异位症患者不孕的发生机制相当复杂，如前列腺素比例失调、自身免疫功能紊乱、排卵内分泌障碍、自发性流产、机械性盆腔因素等。现代医学的治疗效果不理想，辅助生育技术的成功率也相对较低。

中医古籍中虽无子宫内膜异位症之病名，但有相关记载，如《证治准绳》所述："血瘕之聚……腰痛不可俛仰，……小腹里急苦痛，背脊痛，深达腰腹，下挛，……此病令人无子"。以上所描述的不孕、盆腔疼痛、盆腔包块并存的临床表现与子宫内膜异位症非常相似。

该患者辨证属肾虚血瘀，不孕是其主要临床表现之一。肾藏精，主生殖而系胞脉，与妇女月经、胎孕关系密切。患者禀赋不足，肾气亏损，阳气不足，温煦失职，血行迟滞，瘀血阻滞胞宫冲任而发为本病。同时该患病程日久，亦致肾脾不足，"妇人久瘕宿癥，脾肾必亏"。二者交互为病，互为因果，导致疾病进一步发展。因此，蔡老师本着标本兼治、分期用药的原则，平时补肾养血活血，经期养血活血，化瘀止痛。妇人以血为本，以血为用，因此蔡老师在用药中时时注意顾护阴血。患者不孕、求医未果日久，承受社会、家庭及自身的多重压力，必有肝郁，因此，予玫瑰花、合欢皮、柴胡、白芍疏肝养肝解郁。辅以甘麦大枣汤补脾气，养心安神。牡蛎软坚散结。蔡老师治疗内异症多喜配合气味俱厚、苦寒清热，或温通走窜之中药灌肠，保留灌肠具有价廉、高效、直接作用于病变组织的优点。

案2 黄某某，24岁。2008年6月10日初诊。

主诉：月经错后自初潮起，加重1年，近1年余未避孕未孕。

现病史：12岁月经初潮，7/40~60天，近1年加重，有时停经3~4个月，服药才来潮，Lmp 5月12日，为服中药来潮，就诊时有透明白带伴异味。配偶精液正常。妇科检查未见异常。阴道脱落细胞涂片：表层为主边卷，CI 20%，宫颈黏液结晶（+++）。

舌脉：舌苔淡黄白，舌质嫩，脉弦带滑。

西医诊断：继发不孕。

中医诊断：不孕症、月经稀发。

辨证：肾虚血亏。

治法：补肾养血助孕。

方药：

菟丝子20g	何首乌10g	当归10g	鸡血藤15g
肉苁蓉10g	覆盆子20g	怀山药15g	紫河车10g
竹茹12g	生黄芪15g	茯苓15g	生地10g
熟地10g	制香附10g	陈皮10g	

二诊：2008年6月26日。周期第46天，Lmp 5月12日。6月16日B超：子宫内膜0.7cm，未见卵泡。昨日尿LH极弱阳性，白带略有透明，BBT单相。舌苔淡黄，脉弦。因患者近日服汤药不便，所以服用中成药。予黄体酮胶丸撤退出血，经期服四物颗粒，经后：补肝肾调冲任，服左归丸、四物颗粒、大补阴丸。

三诊：2008年7月24日。周期第20天，Lmp 7月5日，尚无透明白带，舌苔薄白，脉弦。治法：补肾养血调经。

方药：

菟丝子20g	何首乌10g	女贞子12g	当归10g
茺蔚子10g	鸡血藤15g	赤芍10g	白芍10g
淫羊藿10g	肉苁蓉10g	怀山药20g	紫河车10g
竹茹12g	鸡内金10g	藿香6g	佩兰6g
生甘草6g			

四诊：2008年8月12日。服上方14剂，周期第37天，今日白带多呈水样，有异味。B超内膜厚0.9cm，左侧卵泡2.0cm×1.4cm。舌体胖，舌质暗，舌苔薄白，脉弦。治法：健脾除湿，养血补肾。

方药：

党参30g	白术15g	茯苓30g	炒薏仁20g
炒扁豆15g	车前草15g	当归10g	白芍12g
菟丝子20g	女贞子12g	生黄芪15g	川续断12g
淫羊藿10g	陈皮10g	生甘草6g	

五诊：2008年8月26日。BBT上升大于10天，乳胀，胸闷，腹时痛，舌苔薄质嫩，脉弦小。今日查血β-HCG：288.30mIU/ml，PRO：46.36nmol/L。治法：补肾健脾安胎。

方药：

菟丝子20g	川续断12g	桑寄生15g	杜仲10g
白芍12g	苏梗10g	木香6g	竹茹12g
砂仁后下6g	太子参20g	怀山药20g	炒扁豆15g

2天后复查血β-HCG：937mIU/ml，PRO：112.30nmol/L。继续保胎治疗。

【按语】患者禀赋素弱，初潮后肾气仍未充盛，冲任不足故月经错后。冲任脉虚，胞脉失养，不能摄精成孕。肾虚日久，不能滋养后天之脾胃，脾胃虚损不能营养冲任，导致月经错后及不孕。如朱丹溪《格致余论》所言："阳精之施也，阴血能摄之，精成其子，血成其胞，胎孕乃成。今妇人无子者，率由血少不足以摄精也。"治疗以补肾养血助孕为法。四诊时患者白带多呈水样，有异味，为脾虚有湿之象，因此以健脾除湿为主，党参、白术、茯苓、薏苡仁、车前草、炒扁豆为蔡老师治疗带下的常用药。经调经、治带终于达到助孕的目的。

案3 梁某，32岁。2008年7月31日初诊。

主诉：结婚8年，未避孕2年余，伴月经失调。

现病史：月经初潮后前2年不规律，后7/30天，量较多，有血块，腹痛。Lmp 7月26日，未净。Pmp 6月24日。曾测BBT高温相时间短，有盆腔炎史，素有黄带。

舌脉：舌质淡，苔薄白，脉弦。

西医诊断：原发不孕。

中医诊断：不孕症。

治法：补肾养血，健脾止带。

方药：

菟丝子20g	女贞子12g	丹参15g	旱莲草10g
党参20g	苍术10g	白术10g	茯苓20g
炒扁豆15g	椿根皮12g	生薏苡仁30g	化橘红10g
肉苁蓉10g	败酱草15g	生黄芪15g	黄柏6g
柴胡10g			

二诊：2008年8月7日。现有黄带，腰疼。舌淡，苔黄厚，脉弦带滑。

方药：原方去女贞子、旱莲草，加厚朴10g、黄连6g、延胡索10g。

三诊：2008年8月12日。周期第18天，BBT未升，B超：子宫内膜0.6cm，右卵巢优势卵泡1.4cm×1.5cm。妇检右附件增厚压痛。舌质淡，苔黄厚，脉沉小滑。治法：健脾化湿调经。

方药：

党参20g	苍术10g	白术10g	猪苓10g
茯苓10g	车前子_{包煎}10g	厚朴10g	黄连6g
当归10g	丹参15g	鱼腥草20g	生薏苡仁20g
菟丝子20g	椿根皮12g	延胡索10g	皂角刺6g

四诊：2008年8月21日。周期第27天。BBT上升9天，舌苔稍腻，脉弦。

方药：8月12日方去皂角刺、厚朴，加川续断10g、藿香6g、柴胡10g、淫羊藿10g。

五诊：2008年8月26日。BBT上升14天，昨下降。舌苔淡黄，脉弦滑。

治法：养血活血。

方药：经期服用下方。

当归10g	赤芍10g	白芍10g	丹参10g
制香附10g	川续断12g	炒蒲黄^{包煎}10g	五灵脂10g
马齿苋15g	枳壳10g	败酱草15g	椿根皮10g
柴胡10g			

六诊：2008年9月4日。Lmp 8月27日，量中。舌中有裂纹，脉弦小。治法：补肾健脾利湿。

方药：

①内服方：

菟丝子20g	女贞子12g	党参15g	白术10g
肉苁蓉10g	山药10g	丹参15g	茺蔚子10g
何首乌10g	车前草15g	芦根12g	生薏苡仁12g
麻仁10g	炒扁豆15g		

②保留灌肠药：

柴胡10g	黄芩10g	败酱草15g	赤芍12g
鱼腥草15g	莪术6g	青皮6g	陈皮6g
徐长卿15g			

七诊：2008年9月19日。M24，BBT上升8天，无白带，有时腰疼。舌边有齿痕，苔薄白，脉弦小。治法：补肾健脾调经。

方药：

①经前服：

菟丝子20g	杜仲10g	桑寄生15g	当归10g
山药30g	山萸肉10g	炒扁豆15g	白术12g
茯苓15g	莲子肉15g	巴戟天10g	紫河车10g
竹茹12g	柴胡10g	佛手片10g	

②经期服：

生黄芪30g	党参30g	益母草30g	马齿苋30g
枳壳12g	茜草根15g	仙鹤草12g	炒蒲黄^{包煎}10g
五灵脂10g	白花蛇舌草20g	草河车15g	川续断12g
鸡内金10g	延胡索12g		

③经净后服：

菟丝子20g	女贞子12g	旱莲草12g	白术15g
茯苓20g	当归10g	赤芍10g	白芍10g
茺蔚子10g	淫羊藿10g	炒扁豆15g	枳壳12g
柴胡10g	肉苁蓉10g	生甘草6g	椿根皮10g

八诊：2008年10月21日。M31，BBT上升11天。查尿HCG阳性。后患者顺产一子。

【按语】蔡老师治疗不孕，强调"治病助孕"。该患者带下异常，所以治带助孕，同时遵"肾主生殖""肾为冲任之本"的理论，补肾益精，调冲任，使任通冲盛，经调而子嗣。

肾气不足，脾失健运，任脉失固，带脉失约则带下异常，湿热下注则带黄。方中菟丝子、女贞子、旱莲草、肉苁蓉补肾益精；党参、苍术、白术、茯苓、炒扁豆、薏苡仁、橘红、黄芪健脾益气，利湿燥湿止带；黄柏清下焦热；椿根皮、败酱草清热理带；柴胡疏肝理气，全方脾肾兼顾，佐以清利。经3个多月的治疗，患者黄带已无，经补肾健脾调经治疗，患者终于如愿妊娠并产一子。

案4 葛某某，34岁。2008年6月5日初诊。

主诉：月经量减少5年，希望生育1年余。

现病史：患者5年前人流后月经量较前减少约2/3，月经3/28天，仅第2天量稍多，色红，有少量血块，腰疼，经前腹略下坠。1年余未避孕未孕，在协和医院诊为输卵管粘连。Lmp 5月29日，平时腰疼，手心出汗。

既往史：无殊。

过敏史：无药物。

经产史：12岁初潮，月经5~7/28天，妊2产0人流2。

妇科检查：宫颈轻度糜烂，有接触出血，子宫前位常大，活动，无压痛。右侧附件未见异常，左宫旁组织增厚，宫骶韧带增厚压痛。夫未查。

舌脉：舌质龟裂，苔白，脉弦。

西医诊断：慢性盆腔炎，月经不调，继发不孕。

中医诊断：月经过少，不孕症。

辨证：肝肾不足，血虚证，脉络瘀阻。

治法：补肾疏肝，养血活血，清热。

方药：

①内服方：服左归丸10天，宫炎平片服7天。

②腹部外敷方：

千年健15g	白芷10g	当归尾10g	淫羊藿10g
陈皮10g	青皮10g	败酱草15g	没药10g
徐长卿15g	生艾叶100g	透骨草100g	

BBT上升1周外敷药停用。

医嘱：嘱患者测BBT，B超检测排卵。

二诊：2008年7月8日。Lmp 6月25日，今周期第13天，量较前增多，无血块及腹疼。平素经常腰疼，右下腹隐痛，手足心热出汗。舌体胖，苔薄白，脉弦小滑。B超：子宫内膜0.7cm，右侧卵泡1.3cm×1.1cm。治法：补肾养血，疏肝调经。

方药：

何首乌10g	菟丝子20g	女贞子12g	当归10g
柴胡10g	赤芍10g	白芍10g	淫羊藿10g
覆盆子20g	车前子10g	败酱草15g	知母6g
生熟地各6g	红花3g	生黄芪20g	制香附10g

三诊：2008年7月15日。Lmp 6月25日，7月11日B超：子宫内膜0.9cm，右侧卵泡1.6cm×1.7cm，次日卵泡消失。舌质嫩，龟裂，舌苔淡黄，脉弦。

治法：滋补肝肾，调经。

方药：

何首乌10g	女贞子12g	炙龟甲[先煎]15g	枸杞子15g
玉竹10g	当归10g	白芍12g	鸡血藤15g
沙参20g	山药20g	淫羊藿10g	肉苁蓉10g
合欢皮15g	佛手片12g	茺蔚子10g	

经期服四物颗粒。

后以补肝肾，养血调经为基本治法，配合中药腹部外敷，随症加减治疗3月余，2008年11月4日患者就诊：停经45天，查尿HCG阳性，血β-HCG 50816U/L，PRO 41.97nmol/L，证实妊娠。

【按语】妇科手术可直接损伤胞宫，使肾虚精亏，表现为月经量少，不能摄精成孕。腰疼，手心热，舌中龟裂均为肾阴虚之象。

人流术后，邪毒乘虚侵袭，稽留于冲任及胞宫脉络，与气血相搏结，蕴积于胞宫，血行不畅，瘀血停聚，亦可见月经量少；胞宫脉络阻滞会致不孕。两晋时期的针灸著作——《甲乙经·妇人杂病》率先提出瘀血导致不孕的机制："女子绝子，衃血在内不下，关元主之。"因此本病发病机制有虚有实。虚者因精亏血少，冲任血海亏虚，精血乏源；实者由瘀血内停，瘀阻冲任血海，血行不畅。

治疗补肾滋肾，濡养精血以调经，佐以活血通利，攻补兼施，不可妄行攻破，以免重伤精血。以"左归丸"补肾阴，"宫炎平"清热解毒、活血通络治疗盆腔炎症。左归丸滋阴补肾，方中熟地滋肾以填真阴；枸杞子益精；山茱萸涩精。龟鹿二胶，为血肉有情之品，鹿胶偏于补阳，龟胶偏于滋阴，两胶合力，沟通任督二脉，益精填髓，有补阴中包含"阳中求阴"之义。菟丝子配牛膝，强腰膝。共收滋肾填阴、育阴潜阳之效。左归丸以大队滋补肾阴药，配补阳药，阳中求阴，"则阴得阳升而泉源不竭"。稍佐养血活血，尤其重视配伍归经入冲、任、督的龟鹿血肉有情之品，调补肾之阴阳的同时，又使任督相通，一身阴阳脉气平衡协调，还兼通补奇经，以达调经种子之效。药物口服的同时，配合活血温经通络的药物腹部外敷，促进局部血液循环，改善组织营养状况，以提高疗效。

二诊时患者经量较前增多，治疗有效，但仍有腰疼，右下腹隐痛，手足心热出汗，脉弦。蔡老师认为患者除肾虚之外亦有肝郁，患者婚久不孕，精神抑郁，肝气郁结，气机不畅，血行瘀阻，结于冲任、胞脉，则少腹部疼痛。方中菟丝子、女贞子、淫羊藿、覆盆子补肾；何首乌补血；当归养血；白芍养肝平肝，肝体阴而用阳，肝体得养则肝气调达而不郁；柴胡疏肝解郁；赤芍活血祛瘀行滞；红花活血祛瘀止痛；败酱草清热解毒、祛瘀；知母滋阴降火；黄芪补气，气行则血行。

三诊时为月经周期第21天，B超监测优势卵泡已消失，为黄体期。黄体期为阳长阴弱期，方中加补肾助阳之淫羊藿、肉苁蓉温煦子宫，及健脾疏肝之山药、合欢皮、佛手片调畅气机，以后天养先天，充实胞宫以利孕卵着床生长。

经5个月的调理，患者妊娠。

案5 徐某某，32岁。2007年11月20日初诊。

主诉：未避孕1年余未孕。

现病史：结婚6年，工具避孕，因阴道不规则出血做过宫腔镜治疗，病理：内膜中度非典型性增生，服过半年安宫黄体酮，复查有内膜息肉，再服2个月地屈孕酮，2007年9月复查：单纯性增生，出现宫腔粘连，近1年未避孕未孕，并出现月经量少，现月经2~3/28天，量较正常减少一半，无痛经，Lmp 11月19日，今日周期第2天。

舌脉：苔薄黄质红，脉弦小。

西医诊断：内膜非典型增生治疗后，宫腔粘连。

中医诊断：不孕症。

辨证：气血不足伴血瘀。

治法：益气养血，活血化瘀。

方药：

①服养血补肾片，经期停服。

②服桂枝茯苓胶囊，BBT上升5天停药。

③经后用腹部外敷药：

千年健15g	白芷10g	归尾10g	威灵仙15g
莪术10g	水蛭10g	红花10g	青皮10g
陈皮10g	徐长卿15g	透骨草100g	生艾叶100g

二诊：2007年12月18日。今日查血β-HCG：257.90mIU/ml，PRO：72.44nmol/L。舌苔薄，脉弦。中西药结合保胎治疗。

【按语】患者曾诊为"子宫内膜非典型增生"，子宫内膜非典型增生是限于子宫内膜腺体的增生，通常是局灶性的，伴有细胞的非典型性，是长期雌激素刺激，同时缺乏孕激素对抗的结果，有可能发展为子宫内膜癌。患者在漫长的孕激素治疗过程中为评价疗效而多次刮宫，从而造成子宫内膜的损伤，影响胚胎着床。同时，因刮宫造成子宫内膜的功能层受到损伤，导致宫腔粘连，症见月经量少及不孕。

患者多次宫腔手术，伤及冲任，耗伤气血，同时瘀血阻滞胞宫，导致月经量少和不孕。蔡老师益气养血补肾以治本，活血祛瘀以治标。养血补肾片由五子衍宗和黄芪、当归等组成，具有补肾填精、养血行血之功。桂枝茯苓胶囊活血化瘀，缓消癥块，其中桂枝温通血脉；茯苓渗利下行而益心脾之气，瘀血蕴久多能化热，丹皮、赤芍合桃仁以化瘀血，并能清瘀热。同时配合活血化瘀、温经通络之药腹部外敷，增加疗效。

案6 张某某，35岁。2006年3月19日初诊。

主诉：月经过少2年，希望生育1年未孕。

现病史：近两年月经量较前减少约三分之二，月经3~4/26~33天，时有痛经。近1年未避孕未孕。今周期第14天，Lmp 3月6日，Pmp 2月8日，BBT呈LDP。纳眠好，便调。

经产史：妊1产0人流1。

理化检查：月经后半期查内分泌FSH：1.92mIU/ml，LH：1.48mIU/ml，E_2：238pmol/L，P：16.20nmol/L，T：0.23nmol/L，PRL：17.55μg/L。

舌脉：舌苔薄黄，舌体大，质细裂，脉弦细。

西医诊断：月经失调、继发不孕。

中医诊断：月经量少、不孕症。

辨证：肝肾不足，冲任失调。

治法：补益肝肾，滋养冲任佐以调经。

方药：

当归10g	白芍15g	怀山药15g	生地6g
熟地6g	山萸肉10g	女贞子12g	黄精12g
巴戟天6g	菟丝子20g	茯苓15g	何首乌10g
紫河车6g	竹茹12g	制香附10g	柴胡6g
鸡血藤15g			

二诊：2006年4月2日。周期第31天，BBT上升6天，白带不多，性欲低，手足冷，经量偏少，无乳胀。舌苔黄，质细裂，脉弦小。辨证：肾阴阳两虚。治法：调补肾阴阳以助孕。

方药：

当归10g	山药15g	白芍15g	山萸肉10g
生地10g	熟地10g	菟丝子20g	川续断12g
女贞子12g	淫羊藿10g	肉苁蓉10g	蛇床子3g
茺蔚子10g	沙参20g	鸡血藤15g	

三诊：2006年4月16日。周期第8天，Lmp 4月9日，量中。服上方14剂

后，月经量、白带有所增加，但仍有怕冷、手足凉，受凉后便溏。舌苔薄中裂体胖，脉弦。妇科检查：宫颈光，子宫后位常大，活动欠佳，余未见异常。BBT有双相。

方药：

当归10g	白芍15g	山药15g	山萸肉10g
熟地10g	菟丝子20g	淫羊藿10g	女贞子10g
桂枝5g	狗脊10g	鸡血藤30g	蛇床子3g
生黄芪15g	茯苓15g	鸡内金10g	制香附6g

上方随症加减治疗6月余，月经量较前好转，BBT双相，怕冷、手足凉症状减轻，仍性欲低。治疗期间输卵管通液：通畅，宫颈口有粘连，中药加蒲黄、鸡血藤、王不留行活血通络，并在外院扩宫治疗。2006年10月22日（十一诊）开始服枸橼酸氯米芬5日，每日50mg，25日开始服戊酸雌二醇片5天，每日1mg，停枸橼酸氯米芬第6天B超子宫内膜1.3cm，左侧卵泡2.4cm×2.4cm，予桃红四物加菟丝子、淫羊藿、皂角刺、水蛭、穿山甲、莪术、柴胡、青陈皮养血活血通络、温肾阳，促进卵泡排出。卵泡排出后补肾（偏于补肾阳）养血助孕。2006年11月19日证实妊娠，补肾安胎治疗，停经67天B超可见胎芽及胎心。

【按语】患者月经量少，不孕，舌有细裂，脉弦细为肝肾阴虚、冲任失调之象。蔡老师首重肾在女性生殖中的地位，同时认为肝阴不足，肝郁也是不孕的重要病机。方中菟丝子、女贞子、山萸肉、紫河车补益肝肾；巴戟天温补肾中之阳，意在微微生长少火以生肾气；茯苓、竹茹与补肾药相配，意在补中寓泻，以使补而不腻；当归、白芍、生熟地、何首乌、鸡血藤养血活血调经；柴胡、香附疏肝郁，肝郁得解，气血运行。

冲任二脉并起于胞中，冲为血海，任主胞胎，隶属于肝肾二脏。冲任得肾精、肝血的濡养，赖肝气调达而盈溢有度。所以冲任损伤和肝肾失养有关，蔡老师治肝肾以调冲任。

二、三诊时患者开始出现性欲低、手足冷肾阳虚之征，所以调补肾之阴阳，酌用蛇床子等补肾阳药。

后经输卵管通液查出患者宫颈口粘连，方中加入善于通利血脉的王不留行活血通经。经治疗月经量较前好转，适时加枸橼酸氯米芬促排卵，排卵期在养血活血的基础上予菟丝子、淫羊藿补肾阳，鼓舞阳气，皂角刺、莪术、

蔡连香妇科临证实录

穿山甲、水蛭活血通络，促进卵泡排出，蔡老师用活血通络促排卵药时根据B超、BBT观察卵泡是否排出，排出后即停用用药，以防若受孕伤及胎元，孕早期则及时保胎治疗。

案7 李某某，26岁。2007年7月8日初诊。

主诉：结婚1年未孕。

现病史：月经规律7/32~33天，量中等，痛经，未避孕1年未孕，未系统检查及治疗。Lmp 6月25日，今周期第14天。平时黄带较多，经前乳胀，纳少，二便调，眠安，经前腰疼。

既往史：否认特殊病史，无药食过敏史。

经产史：14岁初潮，月经7/32~33天，妊1药流1。

妇科检查：宫颈中度糜烂，余未见异常。

舌脉：舌质嫩苔薄白，脉弦细。

西医诊断：继发不孕。

中医诊断：不孕症、痛经。

辨证：肾虚肝郁。

治法：补肾疏肝，健脾胃。

方药：

菟丝子20g	覆盆子20g	女贞子12g	车前子^{包煎}10g
柴胡10g	鹿角片3g	当归10g	白芍15g
佛手片10g	制香附10g	党参20g	白术12g
鸡内金10g	谷芽15g	藿香10g	

二诊：2007年7月19日。Lmp 6月25日，周期第25天，轻微乳胀，白带多。舌苔薄黄腻，脉弦。妇科检查：宫颈颗粒状糜烂，有接触出血，子宫、附件未见异常。细菌性阴道病（bacterial vaginosis，BV）阳性。治法：补气益肾。

方药：

①党参20g	白术15g	白芍10g	当归10g
生地10g	熟地10g	川续断12g	桑寄生15g
乌贼骨15g	陈棕炭12g	鹿角霜15g	莲肉15g
谷芽15g			

②经后甲硝唑泡腾片阴道外用，每日1片。

后以补脾益肾，止带治疗近2个月，2007年9月18日六诊时白带正常，BV阴性。但周期第31天仍BBT单相，B超提示卵巢多囊样改变，舌质嫩，苔薄黄，弦细，以补肝肾滋冲任为法，并加鸡内金散结，随症加减治疗2个周期。2007年11月13日九诊时查白带有霉菌，所以在中药补肝肾的同时，加服四妙丸。后复查霉菌阴性后于2008年2月20日枸橼酸氯米芬促排卵，每日50mg，中药补肾养血，2008年3月20日证实妊娠，保胎治疗。

【按语】患者症见不孕、腰疼、纳少、经前乳胀、黄带，舌质嫩、脉弦细，为脾肾两虚兼肝郁之征。肾主生殖，腰为肾之府，肾虚则不孕、腰疼。脾虚运化失职，水湿内停下注任带而发为带下，脾胃虚弱而纳少；肾失固涩亦可引发带下，带下色黄为下焦湿热。肝郁气滞则经前乳胀、脉弦。所以治疗以补肾疏肝健脾胃为法。方中菟丝子、覆盆子、女贞子、车前子补肾，当归、白芍、柴胡、香附、佛手养血疏肝行滞；党参、白术、藿香健脾化湿。蔡老师在夏季喜用藿香，因夏季湿盛，藿香其能祛除阴霾湿邪，而助脾胃正气。鸡内金、谷芽运脾消食。全方健脾、益肾、疏肝，肾肝脾三脏同治。二诊时妇检有接触性出血，量多，所以方中加乌贼骨、陈棕炭、鹿角霜固涩止血。

在诊治过程中，患者先后出现细菌性阴道病，白色念珠菌性阴道炎，宫颈糜烂，上述疾病均表现为带下的异常，蔡老师治疗带下，以健脾为基本治则，随症加减，中成药常用四妙丸，四妙丸中以黄柏清下焦热为君，苍术燥湿健脾为臣，牛膝补肝肾，引药下行，薏苡仁渗湿泄浊，导湿热从小便出。后患者又检查出双侧卵巢多囊样改变，蔡老师认为PCOS临床以肝肾阴虚和脾肾阳虚两者证候多见，该患者属肝肾阴虚之象，故补肝肾、滋冲任，同时加莪术、浙贝、鸡内金等活血软坚散结之品。蔡老师在患者BBT上升6~7天后即不用马鞭草、莪术此类通利、破血祛瘀之品，以防若患者妊娠，不慎伤及胎元。经1年余治疗，患者终于妊娠。

从本病案可以看出蔡老师强调治病助孕的治疗思路，经不调者调经助孕，带下异常者治带助孕，胞脉不畅者通调胞脉助孕。正如《景岳全书·妇人规》所言："种子之法本无定轨，因人而药，各有所宜，故凡寒者宜温，热者宜凉，滑者宜涩，虚者亦补，去其所偏，则阴阳和而生化著矣。"同时，除药物治疗外，尚须情志舒畅，房事有节，起居有常。

案8 王某，32岁。2008年11月4日初诊。

主诉：月经后期伴经期延长1年，未避孕性生活正常未孕2年。

现病史：近2年未避孕未孕，今年起月经10/40~60天。Lmp 8月29日，Pmp 7月9日，经期均为10天。平素心烦、便秘。无特殊病史及过敏史。妇科检查及子宫、附件B超均未见异常。

经产史：12岁初潮，月经5~6/35~40天，妊0，夫未查。

舌脉：舌根淡黄，脉弦小。

西医诊断：月经失调，原发不孕。

中医诊断：月经后期，不孕症。

辨证：肾虚肝郁。

治法：补肾疏肝，调经。

方药：

菟丝子20g	何首乌10g	女贞子10g	茺蔚子10g
枸杞子12g	当归10g	白芍10g	淫羊藿10g
莲子心1.5g	百合15g	肉苁蓉10g	紫河车10g
制香附10g	玄参15g	竹茹12g	柴胡10g

二诊：2008年11月18日。月经逾期，服上方14剂，便秘有所减轻。无透明白带，近期焦急，眠欠佳，昨查尿HCG阴性，舌苔淡黄，脉沉小滑。妇科检查：宫颈肥大、重度糜烂（单纯性），左附件增厚、压痛。宫颈黏液结晶：（+++）。阴道脱落细胞：表层细胞，大方块状。

方药：

①每日服黄体酮胶丸200mg，连服5天。

②经后补肝肾调冲任：

炙龟甲^{先煎}15g	何首乌10g	菟丝子20g	女贞子12g
知母10g	茺蔚子10g	当归10g	赤芍10g
白芍10g	生薏仁30g	车前草20g	败酱草15g
太子参20g	炒扁豆15g	黄柏6g	淫羊藿10g
合欢皮30g	柏子仁15g	百合15g	

7剂。

③保妇康栓外用。

三诊：2008年12月16日。孕激素撤退，周期第20天，于11月26日来月经5天净，量少，色红，BBT单相，有白带，宫颈黏液结晶（+++），阴道表层细胞大小不等，CI：20%。舌淡黄白厚，脉弦小滑。治法：补肾养血健脾。

方药：

炙龟甲^{先煎}15g	何首乌10g	菟丝子20g	当归10g
鸡血藤30g	肉苁蓉10g	知母6g	柏子仁12g
太子参30g	茯神30g	炒扁豆15g	椿根皮10g
百合15g	合欢皮20g	巴戟天10g	虎杖12g
紫河车10g	竹茹12g		

四诊：2008年12月30日。服上方14剂，现周期第36天，BBT上升6天，下腹痛胀，便干，近日上呼吸道感染，舌苔黄白略厚，脉弦。宫颈黏液未见结晶，椭圆体（++）。治法：补肝肾。

方药：

菟丝子20g	车前子10g	川续断12g	怀山药20g
车前草15g	茯苓20g	制香附10g	生黄芪15g
紫河车10g	苏叶10g	佛手片10g	砂仁^{后下}6g
化橘红10g	竹茹12g		

五诊：2009年1月11日。Lmp 11月26日，现周期第48天，BBT上升18天。1月9日查β-HCG：721.40mIU/ml，PRO：69.94nmol/L，提示已妊娠。舌苔薄白舌质暗，脉弦小。治法：补肾养血安胎。

方药：

菟丝子20g	何首乌10g	当归10g	白芍12g
川续断12g	黄芩10g	佛手片10g	芦根10g
苏梗10g	紫河车10g	太子参15g	竹茹12g

后患者住院保胎治疗，妊3个月后出院。

【按语】《素问·六节藏象论》说："肾者，主蛰，封藏之本，精之处也。"说明肾主藏精，为生殖之本，天癸之源。肾又主冲任，冲为血海，任主胞胎，二脉相资，故能有子。若肾与冲任二脉不能施其用时，则可发生不孕。肾精不足，无精化血，月经源流衰少则月经后期，冲任不固则经期长。

精血不足，血脉不充则脉小。患者多年未孕，情志不舒，肝气郁结，气机不畅，冲任失调，蓄溢失度，心烦、脉弦为肝郁之象。情志内伤，亦可致肝血暗耗，或肾阴亏虚不能滋养肝阴，肝阴不足，血海不盈，也会导致月经错后、不孕。故辨证为肝肾不足为本，肝郁为标。治疗补肝肾、疏肝调经。方中菟丝子、何首乌、女贞子、茺蔚子、淫羊藿、肉苁蓉、紫河车补肝肾、益精血；当归、白芍、玄参养血滋阴柔肝；柴胡、香附、百合疏肝解郁、清心安神。

二诊时患者月经逾期日久，宫颈黏液结晶（+++），阴道细胞涂片为表层大方块细胞，说明患者雌激素水平不低落，缺乏孕激素，所以予黄体酮撤退出血。同时妇科检查：宫颈重度糜烂，蔡老师认为宫颈糜烂不离乎湿，湿邪入侵，注入下焦，任带失约而致病，患者苔黄，急躁、便秘还有热象，所以在补肝肾、调冲任的基础上加生薏苡仁、车前草、败酱草、炒扁豆、黄柏健脾清下焦湿热。宫颈糜烂可影响精子通过，也能造成不孕，因此需积极治疗。而祖国医学有"带下无子"之说，带下病包括了现代医学的阴道炎、宫颈炎、宫颈糜烂等。

四诊时患者BBT已上升，宫颈黏液可见椭圆体（++），表明已排卵，处于黄体期，此时补肝肾、助黄体。因患者症见下腹痛，且外感，所以予香附、佛手片理气除胀，苏叶解表，橘红化痰，且二者均有理气宽中之效。蔡老师此时遣方用药极为审慎，避免行血、化瘀、滑利之品，以免若患者妊娠伤及胎元。

五诊时证实患者妊娠，因患者本身功能不好，受孕不易，所以保胎治疗。

案9 邢某，33岁。2005年9月18日初诊。

主诉：月经稀发2年余，未避孕2年不孕。

现病史：2003年起月经稀发，6天/3～4个月，量适中，无经期不适。2003年8月孕后胎停育后自然完全流产，此后月经稀发而未孕。多次查内分泌，E$_2$偏低，其他指标基本在正常值内。自2005年初开始做人工周期：服用妊马雌酮及安宫黄体酮。Lmp 9月4日。平时疲乏，情绪抑郁，纳便正常，眠欠安。做人工周期前烘热汗出及以上诸症明显。

舌脉：舌质红，舌苔薄黄，脉沉小软，右脉略结。

西医诊断：月经稀发，继发不孕。

中医诊断：月经错后，不孕症。

辨证：肝郁肾虚，冲任失滋。

治法：疏肝养血，益肾补冲任。

方药：

柴胡10g	制香附10g	白芍15g	玫瑰花10g
合欢皮20g	当归10g	丹皮10g	沙参20g
女贞子12g	山萸肉10g	山药20g	鹿角胶烊化6g
黄精12g	炒谷芽12g	炒麦芽12g	百合20g
竹茹12g。			

10剂，水煎服。

二诊：2005年10月30日。周期第31天。Lmp 9月30日，经期6天，经量中，经期两侧少腹痛。现BBT上升7天。舌苔薄黄质红刺，脉细。治法：益肾养血调经。

方药：

当归身10g	白芍12g	怀山药20g	山萸肉10g
菟丝子20g	川续断12g	紫河车10g	枸杞子15g
女贞子12g	制香附6g	苏梗10g	百合15g

三诊：2005年11月6日。Lmp 11月2日，量中，月经第5天。舌苔薄黄体暗有瘀，脉细。

方药：上方去川续断、苏梗、百合，加沙参30g、鸡血藤15g、柴胡6g，白芍改为15g。今日起服枸橼酸氯米芬50mg/d，连服6天，第6天起加服妊马雌酮0.625mg/d。

四诊：2005年11月27日。周期26天，BBT已上升，B超提示优势卵泡消失。现有黄带，口渴。舌苔黄薄，舌质红细裂，有尖刺，脉沉弦细。

方药：

沙参30g	天冬10g	麦冬10g	生地12g
枸杞子15g	白芍15g	石斛10g	菟丝子20g
怀山药30g	川续断12g	肉苁蓉10g	佛手片10g
椿根皮12g	扁豆15g	炙甘草6g	

2006年2月至5月又服枸橼酸氯米芬每日50mg，共4个周期，中药卵泡

期以左归饮为主，补肾阴促进卵泡生长，黄体期补肝肾，调冲任助孕，其间B超监测有排卵，内膜0.9～1.0cm，但BBT有时高温相短，有时呈爬坡样上升。2006年5月起停枸橼酸氯米芬2个周期，中药补肝肾的同时酌加紫河车、山药、淫羊藿、巴戟天、肉苁蓉、川续断等补脾肾助黄体。2006年9月重新枸橼酸氯米芬促排卵，B超监测有优势卵泡，内膜1.0cm，BBT上升15～16天，2006年10月8日证实妊娠，后B超提示宫内孕。

【按语】患者症见月经稀发，不孕，疲倦乏力，精神抑郁，烘热汗出，失眠，舌红，苔薄黄，脉沉小，为肾虚肝郁、冲任血虚之象。肾精不充，天癸不能按时泌至，或至而不盛，冲任脉虚或阴血不足，导致胞脉失养，出现月经稀发，不能摄精成孕。患者长期受不育之困扰，致使肝失调达，气机郁滞，肝气郁滞，则情绪抑郁；郁而不舒，气血失和，冲任不能相资，也可致月事不调，难以受孕。正如清代陈修园《女科要旨·种子篇》曰："妇人无子，皆由经水不调，经水所以不调者，皆由内有七情之伤，外有六淫之感，或气血偏盛，阴阳相乘所致。"阴不维阳，虚阳上越，故烘热汗出。肾水不足不能上济于心，心失所养则失眠多梦。

蔡老师在本案中，应用柴胡、香附疏肝的同时，亦重视壮水养血兼培脾土以补肝气。肝为木脏，全赖土以滋培，水以涵养，水足则木旺，肝气可恢复其顺畅调达之性。正如李忠梓所言："东方之木，无虚不可以补，补肾即所以补肝……"方中女贞子、山萸肉补益肝肾；黄精补肾益精，既益肾阴又补脾气；鹿角胶补肝肾，益精血；山药补脾肾；白芍养肝血、柔肝敛阴、当归养血调经；百合敛气养心，安神；丹皮清热；玫瑰花、合欢皮疏肝解郁安神。方中炒谷麦芽、竹茹防止药物滋腻碍胃，谷芽、麦芽促消化的同时分别有健脾及疏肝之效。

患者就诊前多次查E_2偏低，示卵泡发育不良，鉴于患者已33岁，且求子心切，所以应用枸橼酸氯米芬促排卵，因枸橼酸氯米芬有抗雌激素作用，所以同时补充雌激素。在治疗的过程中随症加减，如出现口干，舌红有刺苔薄黄时，加沙参、天麦冬、石斛、生地等养阴之品。出现黄带、外阴瘙痒时加扁豆、椿根皮等健脾清热燥湿之品，同时根据不同的月经周期用药。应用枸橼酸氯米芬6个周期，虽有排卵，内膜也不薄，但BBT高温相短及爬坡样上升，考虑仍不受孕的原因为黄体功能不健，所以予紫河车、山药、淫羊藿、巴戟天、肉苁蓉、川续断等补脾肾助黄体，经治疗高温相维持在15～16天，患者终于妊娠。

蔡老师治疗本案，紧抓肝脾肾三脏立法，疏肝之郁，补脾肾之虚，理血调经，随症加减。

案10 谢某，27岁。2008年6月12日初诊。

主诉：月经错后、量少自初潮起，未避孕1年未孕。

现病史：初潮12岁，月经5/35~60天，经量偏少，经前乳胀，经期时有腹痛，Lmp 5月1日，Pmp 3月1日。今周期第33天，白带不多，纳好，便调。

经带胎产史：妊0，配偶1年前查精液正常。

辅助检查：PRO：4.29nmol/L，β-HCG：0.10mIU/ml。

舌脉：舌质嫩苔薄黄，脉弦小。

西医诊断：原发不孕，月经失调。

中医诊断：不孕症，月经后期。

治法：养血疏肝，调经。

方药：

当归10g	制香附10g	赤芍10g	白芍10g
柴胡10g	益母草15g	佛手片10g	鹿角霜12g
川续断12g	生黄芪12g	延胡索10g	柏子仁15g
陈皮10g			

二诊：2008年7月1日。周期第19天，Lmp 6月12日，经期4天，量中少，腹隐痛，近日有透明白带。B超：子宫内膜0.7cm，右侧卵泡2.0cm×1.7cm。妇科检查未见异常。舌体大，舌苔薄白，脉弦小。

方药：

当归10g	白芍12g	川芎10g	熟地12g
覆盆子20g	菟丝子20g	紫河车10g	竹茹12g
女贞子12g	肉苁蓉10g	生黄芪20g	柴胡10g
制香附10g	茺蔚子10g		

三诊：2008年7月10日。周期第28天。BBT上升8天，乳胀。舌苔，薄白质暗红，脉弦滑。治法：补肾养血，疏肝助孕。

方药：

菟丝子20g	何首乌10g	怀山药30g	白芍15g
当归10g	鹿角霜15g	生地10g	熟地10g
女贞子12g	白术12g	枸杞子15g	沙参15g
麦冬10g	佛手片10g	陈皮10g	

四诊：2008年7月15日。周期第34天，BBT上升13~14天，口干苦。今查PRO：93.42nmol/L，β-HCG：76.83mIU/ml。舌苔淡黄，脉弦带滑。治法：清热补肾安胎。

方药：

黄芩10g	黄连3g	生地10g	菟丝子20g
川续断12g	白芍12g	莲肉15g	桑寄生12g
竹茹12g	沙参15g	石斛6g	

【按语】患者初潮起即月经错后，量偏少，为肾虚之象。乳房胀、脉弦为肝郁之象，乳房为肝经循行之处，肝郁气滞，经脉不利则乳胀。肾主生殖，肾虚难以受孕，气为血帅，血赖气行，肝气郁滞，气血失和，冲任不能相资，胞宫血海不宁，则月事不调难以受孕。患者月经错后、量少亦为血虚之象，冲任不盈，血海不充，血海不能按时满盈而致月经周期后延、量少。血虚，胞脉失养则小腹隐痛，血不充于脉而见脉小。同时，血少不能摄精成孕，正如朱丹溪《格致余论》说："阳精之施也，阴血能摄之，精成其子，血成其胞，胎孕乃成。今妇人无子者，率由血少，不足以摄精也。"蔡老师认为该患者辨证为血虚肝郁，冲任不调。治宜养血疏肝调经。当归、白芍、柴胡、香附养血疏肝；川续断补益肝肾；柏子仁养心，清润生津；黄芪补气，气旺则血生；延胡索、佛手、陈皮、益母草理气活血，使补中有行。二诊时卵泡已长到2.0cm×1.7cm，但内膜厚度只有0.7cm，所以养血活血、补肾、疏肝理气，促进卵泡成熟、排出，促内膜。BBT上升8天即补脾肾养血助黄体，因患者口干，所以加沙参、麦冬养阴。患者妊娠后症见口干苦，舌苔淡黄，为阴虚有热，所以在菟丝子、川续断、桑寄生补肾安胎的基础上，加生地、白芍、沙参、石斛、黄连、黄芩养阴清热。

蔡老师对于本患者的治疗，分两步，先以养血疏肝调经为主，使肝郁得解，气血运行，然后再以补肾养血为主。

案11 李某，31岁。2008年3月2日初诊。

主诉：未避孕1年余未孕。

现病史：2005年10月结婚，服"去氧孕烯炔雌醇片"1年避孕，停药后停经3个月，后服"黄体酮"月经来潮，量少色棕，经期6天。此后月经3~6个月一行，量不多，色欠佳，伴腹痛。去年10月开始人工周期（结合雌激素片+孕酮），月经基本恢复正常。Lmp 2月4日，Pmp 1月8日，无痛经，目前纳眠可，二便调。无特殊病史，青霉素过敏。

经产史：14岁初潮，月经3~5/30天，妊1产0，2004年人工流产，夫未查精液。

妇科检查：未见异常。

西医诊断：继发不孕。

中医诊断：不孕症。

辨证：肝肾不足，冲任不调。

治法：补肝肾，调冲任。继续目前人工周期疗程，下周期起中药治疗。

方药：

炙龟甲^{先煎}15g	何首乌10g	生地10g	熟地10g
当归10g	白芍12g	丹参15g	鸡血藤15g
菟丝子20g	女贞子12g	淫羊藿10g	红花3g
柴胡6g	制香附6g	生甘草6g	

医嘱：测BBT，B超监测排卵，测排卵试纸，强阳同房，配偶查精液。

二诊：2008年4月16日。已停人工周期。今周期第14天，Lmp 4月3日，量中色深红，口干，便秘。有透明白带，B超：子宫内膜0.7cm，双侧卵巢多囊样改变。舌苔薄质细裂，脉弦。原方加浙贝母10g、茯苓20g。

后以补肝肾，调冲任法随症加减治疗4个周期，患者经候如常。

六诊：2008年9月28日。时周期第8天，妇科检查见宫颈中度糜烂，左侧宫骶韧带增厚压痛，游离睾酮升高，治以补肝肾养血调经除湿。

方药：

炙龟甲^{先煎}15g	何首乌10g	生地6g	熟地6g
女贞子12g	菟丝子20g	车前子10g	炒薏苡仁15g

当归10g	鸡血藤15g	桂枝3g	赤芍10g
白芍10g	败酱草15g	柴胡10g	玫瑰花10g
淫羊藿10g	生甘草6g		

2008年10月26日周期第36天，BBT上升16天，β–HCG：153.30mIU/ml，PRO：62.54nmol/L，舌苔淡黄，脉沉小，补肾安胎：菟丝子20g，川续断10g，莲肉12g，白芍10g，当归6g，紫河车6g，竹茹12g，太子参12g，黑芝麻12g，苏梗6g。

【按语】此例属继发性不孕，并有月经稀发，经量减少，舌有细裂，脉弦，为肝肾阴虚。精血亏虚，血海不盈，则经量减少。经候不调，则难以摄精成孕，治法当以调经为先，经调而后子嗣。该患者调经以补肝肾、调冲任为法，肝肾同源，精血合一，故以炙龟甲、何首乌、生熟地、女贞子、当归、白芍配伍菟丝子、淫羊藿益肾填精，阳中求阴，补肝肾以滋其源，同时配伍理气活血之品以畅其流。方中柴胡、香附既可疏肝理气又可避免补肝肾药物过于滋腻。服药的同时测BBT，B超检测排卵，配偶查精液以确定不孕病因，二诊时患者停人工周期，单纯服中药即月经来潮，说明方药得当。因B超提示卵巢多囊样改变，所以方中加浙贝母以化痰、软坚散结，同时根据症状及西医检查加减，如妇科检查见宫颈糜烂、附件增厚压痛，中医辨证为湿热下注、瘀阻脉络，以炒薏苡仁、车前子健脾利湿，败酱草清热解毒，柴胡、鸡血藤、桂枝理气活血通络。因治疗过程中检查游离睾酮高，所以加赤白芍、淫羊藿、生甘草降雄激素。经治疗，肾强精充，肝气调达，冲任如常，则摄精成孕矣。

案12 刘某，2008年11月20日初诊。

主诉：未避孕2年未孕。

现病史：近2年未避孕未孕，未做相关检查，月经5~6/27~28天，量中色红，无血块及痛经，偶有经前乳胀，平时纳好，眠少，中期有血带。现周期第4天，Lmp 10月23日。

既往史：幼时患过腮腺炎。

经产史：13岁初潮，月经5~8/27~28天，妊1产0，2004年人流，夫2006年查精液常规示精子活动度低。

妇科检查：宫颈下唇轻度糜烂，子宫后位后屈常大，峡部扪及痛性结节。

约花生米大小，子宫无压痛，左侧件增厚压痛。

舌脉：苔薄黄舌质暗，脉弦。

西医诊断：继发不孕，子宫内膜异位症？慢性盆腔炎。

中医诊断：不孕症。

辨证：肝郁气滞血瘀。

治法：疏肝理气，化瘀清利。

方药：

①现服逍遥丸。

②月经后：

柴胡10g	当归10g	赤芍10g	白芍10g
茯苓20g	莪术10g	丹参15g	茺蔚子10g
生黄芪15g	败酱草15g	山萸肉10g	三七末冲服3g
白花蛇舌草15g			

10剂，水煎服。

医嘱：测BBT。

二诊：2008年12月23日。Lmp 12月18日，量中色红，无腹痛。舌苔薄黄体大，脉沉软。治法：补肾养血散结。

方药：

菟丝子20g	山萸肉10g	当归10g	生蒲黄^{包煎}10g
五灵脂10g	生黄芪15g	党参15g	鸡血藤15g
莪术10g	败酱草15g	鸡内金10g	赤芍12g
淫羊藿10g	生甘草6g		

7剂，水煎服。

三诊：2009年2月17日。1月18日尿HCG阳性，2月1日B超：宫内胎囊1.8cm×1.6cm，胎芽0.3cm，有胎心搏动5w+6d。2月16日在外院查β-HCG：178165mIU/ml，PRO＞40ng/ml。

【按语】该案病机为肝气郁结，气机不畅，血行瘀阻，结于冲任胞脉，胞脉闭阻则婚久不孕。肝气不疏，肝经郁滞，则乳房胀。舌暗，脉弦为气滞血瘀之象。瘀结日久，而成癥瘕，所以妇科检查见：峡部扪及痛性结节约花生米大小，左侧附件增厚压痛。因患者左附件压痛，所以考虑有慢性盆腔炎，慢性盆腔炎中医辨证多为瘀滞与湿热并存，但热势不重。肝郁气滞，气血失调，冲任不能相资；同时瘀阻胞宫，下焦气化不利，均可导致难以摄精成孕。因患者未避孕，所以经前期蔡老师用药极为谨慎，以逍遥颗粒疏肝解郁，健脾和营。经后疏肝行气、通瘀散结，方中柴胡疏肝解郁；当归、白芍养血柔肝，尤其当归芳香可以行气，味甘可以缓急；黄芪、茯苓补气健脾祛湿，使运化有权，气血有源；三七、赤芍、丹参、莪术活血祛瘀，同时配伍山萸肉、茺蔚子补肝肾，茺蔚子亦有活血之功。二诊时患者无乳胀，脉由弦转为沉软，已无肝郁之象，补脾肾、养血扶正的同时活血散结，生蒲黄、五灵脂、鸡内金、莪术、赤芍化瘀血、通利血脉散结；败酱草清热解毒，使积瘀得化，气血通畅，胞脉通畅方能受孕。蔡老师此处应用生蒲黄，取其活血化瘀之效，如治疗出血性疾病，则用炒蒲黄收涩止血。

案13 陈某，32岁。2008年11月6日初诊。

主诉：继发不孕近2年。

现病史：2004年5月药物流产，此后避孕，近2年希望生育未果，曾查妇科内分泌、不孕3项、优生5项及甲状腺功能均正常。近半年月经3~7/30~32天，痛经。今年多次B超检测排卵：卵泡发育不良，内膜薄。BBT无明显双相。2008年10月28日HSG示：双输卵管通而不畅，卵管盘曲细长。Lmp 10月16日，今周期第21天，便干，怕冷，手足凉。

既往史：无特殊。

经产史：12岁初潮，月经3~7/30~32天，妊1产0，配偶精液正常。

舌脉：舌薄白略腻，脉弦。

西医诊断：继发不孕。

中医诊断：不孕症。

辨证：肝肾亏虚伴脉络受阻。

治法：补肝肾，强冲通络。

方药：

①内服药：

菟丝子20g	生地10g	熟地10g	女贞子12g
覆盆子20g	车前子10g	茺蔚子10g	当归10g
丹参15g	桂枝6g	淫羊藿10g	威灵仙12g
麻仁15g	柏子仁12g	陈皮10g	

②腹部外敷药：

千年健15g	白芷10g	归尾10g	威灵仙15g
红花10g	莪术12g	水蛭6g	忍冬藤30g
青皮10g	陈皮10g	徐长卿15g	生艾叶100g
透骨草100g			

二诊：2008年12月31日。周期第18天，Lmp 12月14日，量色好，无痛经，Pmp 10月16日，现有少量透明白带，舌苔薄黄，脉弦带滑，今日B超：子宫内膜0.9cm，右侧卵泡1.9cm×1.5cm。治法：补脾肾，健黄体。

方药：

菟丝子20g	怀山药30g	当归10g	生地10g
熟地10g	肉苁蓉10g	莲肉15g	川续断12g
紫河车10g	制香附10g	生黄芪15g	知母6g
鹿角片3g	丝瓜络10g	女贞子12g	

三诊：2009年1月11日。周期第30天，Lmp 12月14日，BBT上升10天，现时有乳胀。舌苔薄白，脉弦小滑。治法：前法出入。

方药：原方去知母、鹿角片、香附，加白芍12g、苏梗10g。

四诊：2009年1月14日。周期第32天，BBT上升13天，乳胀，腹隐痛，眠梦多，舌苔薄黄尖红，脉弦带滑。β-HCG：0.10mIU/ml，PRO：35.75nmol/L。

①月经期服四物颗粒。

②经后：补肾养血，滋冲任。

方药：

菟丝子20g	炙龟甲^{先煎}15g	何首乌10g	当归10g
白芍12g	丹参10g	鸡血藤15g	茺蔚子10g
生黄芪20g	肉苁蓉10g	巴戟天10g	炒枣仁20g
百合20g	制香附10g	玫瑰花10g	柴胡10g

五诊：2009年2月1日。药后月经规律，Lmp 1月17日天，量中，色淡红，腹痛明显减轻，现周期第16天。舌尖红苔薄黄，脉沉小滑。B超：子宫内膜1.0cm，右侧卵泡1.5cm×1.6cm。

方药：外敷药继用，BBT上升5天停用。内服药原方去炙龟甲、玫瑰花，加生熟地各10g、紫河车12g、竹茹12g。

六诊：2009年2月8日。周期第23天，BBT上升5~6天，2月4日B超示：优势卵泡消失，子宫内膜0.8cm，无乳胀。舌苔薄黄，脉弦小滑。治法：补脾肾佐以疏肝。

方药：

菟丝子20g	生地6g	熟地6g	何首乌10g
肉苁蓉10g	怀山药30g	太子参30g	柴胡10g
茯神30g	五味子6g	麦冬10g	巴戟天10g
紫河车6g	竹茹12g	百合15g	

七诊：2009年2月25日。Lmp 1月17日，现停经40天，BBT一直在高温，腹隐痛，无阴道出血。β-HCG：157.30mIU/ml，PRO：41.79nmol/L，E_2：330.66pmol/L。舌苔薄黄，脉弦小。

方药：

①黄体酮肌内注射20mg/d。

②中药补肾健脾安胎：

菟丝子20g	川续断12g	桑寄生12g	苏梗10g
怀山药15g	茯神20g	佛手片10g	砂仁_{后下}6g
白术12g	黄芩10g	太子参20g	

医嘱：建议住院。如腹痛明显或伴有出血急诊，必要时B超。

【按语】患者药物堕胎伤肾，肾虚及肝，肝肾亏虚，精亏血少，精血不足则卵子发育不良、胞宫无以容物。输卵管通而不畅，中医辨证属气血瘀滞，二者相加不能成孕。所以在补肝肾强冲任的同时，益气活血通络，并配合中药外敷以调高疗效。二诊时正值黄体期，加山药、川续断、紫河车、鹿角片、制香附以补脾肾、疏肝、助黄体。而卵泡期补肾填精养血，使冲任得滋，促进卵泡发育。卵泡发育良好、成熟、排出，卵管通畅则易于受孕。

蔡老师临症时极为审慎，考虑全面，如外敷药具有活血祛瘀、温经通络之效，所以在BBT上升5天后停药，恐若精卵结合，胎元被伤。证实妊娠后，因患者血β-HCG，PRO值偏低，轻微腹痛，所以蔡老师在中西药保胎治疗的同时，嘱患者"如腹痛明显或伴有出血急诊，必要时B超"以防若异位妊娠，贻误病情。

案14　刘某某，26岁。2006年4月30日初诊。

主诉：结婚2年同居未孕。

现病史：月经基本正常，13岁初潮，5~6/30~37天，量中多，时有血块及腹痛，腰疼。2005年外院"枸橼酸氯米芬"促排卵1周期无效。平时BBT双相，但高温相时间短。今周期第6天，Lmp 4月25日，Pmp 3月26日，现纳好，便调眠安，上周期BBT双相，高温相10天，平时白带不多。

理化检查：2006年4月4日HSG示：左侧输卵管阻塞，右侧通畅，形态上举。B超提示卵巢多囊样改变。妇科内分泌、甲状腺功能、血糖、胰岛素正常。

孕产史：孕1产0人流1。

舌脉：苔薄舌嫩，脉弦。

西医诊断：继发不孕，多囊卵巢综合征？输卵管阻塞。

中医诊断：不孕症。

辨证：肝肾不足伴气滞血瘀。

治法：补肝肾佐以活血化瘀通络。

方药：

当归10g	山药15g	山萸肉10g	熟地10g
菟丝子20g	肉苁蓉10g	丹参15g	鸡血藤15g
莪术10g	柴胡10g	王不留行10g	路路通10g
徐长卿12g	青皮6g	陈皮10g	生甘草3g

二诊：2006年6月11日。周期第17天，Lmp 5月25日，量中，无痛经，服药14剂痤疮消失，上周期BBT高温相13天，现未感觉有透明白带，舌苔薄白体胖大，脉滑，宫颈有透明白带，拉丝>4cm，结晶（++~+++）。妇检：外阴多毛，余未见异常。治法：养血健脾通络。

方药：

①内服药：

当归10g	鸡血藤15g	赤芍各10g	丹参15g
生地6g	熟地6g	党参15g	茯苓20g
泽泻10g	莪术10g	柴胡10g	王不留行10g
青皮6g	陈皮6g	菟丝子15g	淫羊藿6g

外敷药：

千年健10g	白芷10g	归尾10g	威灵仙15g

| 莪术10g | 水蛭10g | 青皮10g | 徐长卿15g |
| 忍冬藤20g | 生艾叶100g | 透骨草100g | |

BBT上升7~8天后停外敷药。

三诊：2006年7月2日。周期第8天，Lmp 6月25日，量中，有血块及腹腰疼，周期5/30天，BBT爬坡上升12天。舌苔薄白体胖，脉小滑。治法：补脾肾，活血通络。

方药：

①内服药：

当归10g	怀山药15g	生地6g	熟地6g
茯苓15g	党参15g	白术10g	柴胡10g
赤芍6g	白芍6g	菟丝子15g	王不留行10g
女贞子10g	藿香6g	佩兰6g	

②外敷药：继用，BBT上升5天后停用。

四诊：2006年8月6日。停经43天，BBT上升25天，胃脘不适，3天前下腹疼，阴道无出血，尿HCG阳性，舌苔薄体胖，脉滑。

方药：

| 菟丝子20g | 川续断10g | 佛手片10g | 苏梗10g |
| 白术10g | 砂仁3g | 藿香6g | |

五诊：2006年8月10日。停经48天，BBT一直在高温相，外院B超提示宫内孕，可见卵黄囊，未见胎芽，胎囊2.0cm×1.8cm×0.6cm，提示早孕，外院血PRO：12.78nmol/L，HCG：19592mIU/ml。昨日阴道少量出血伴下腹隐痛，便调，恶心不明显，择食。舌苔薄白腻质暗，脉小滑。

治法：①原方加桑寄生15g、黄芩6g、太子参20g。②建议住院保胎治疗。

【按语】该患者BBT有双相，但高温相呈爬坡样，仅为10天，HSG示一侧输卵管阻塞，考虑不孕的原因在于黄体功能不健及输卵管障碍，所以蔡老师根据辨证辨病相结合的原则，应用中药人工周期兼活血祛瘀通络。卵泡期补肝肾的同时，重用活血通络散结之品，方中山药、山萸肉、熟地、菟丝子、肉苁蓉、当归补肝肾养血；丹参、鸡血藤、莪术、王不留行、路路通、徐长卿活血祛瘀通络；柴胡、青陈皮疏肝理气，气行则血行。二诊时正处于黄体期，黄体期多以补脾肾为主，且患者舌体胖大，舌苔薄白，脉滑，为脾虚有湿之象，故以菟丝子、淫羊藿补肾阳，党参、茯苓、泽泻健脾利湿，余药养血通络。内服药同时，配合活血祛瘀、温经通络中药腹部热敷，促进局部血液循环，改善输卵管的功能。

案15　史某某，34岁。2007年7月29日初诊。

主诉：继发不孕2年。

现病史：2005年患者小孩意外身故，后未避孕性生活正常，未孕。HSG示输卵管右侧通畅，局部弯曲，左侧不通。B超提示有过卵泡黄素化现象，用过枸橼酸氯米芬促排卵药未成功。月经4~5/30~33天，第1~2天月经量较多，腰酸。今周期第2天，Lmp 7月28日。平时胃脘不适，心情压抑，疲乏，白带不多，眠差，头晕，大便1日2~3次，便溏。

既往史：自诉乙肝抗体3项阳性，胃炎史。

过敏史：头孢类抗生素过敏。

经产史：16岁初潮，时有痛经，妊5产1人流4。末次妊娠2004年，顺产，小孩出事故。

舌脉：舌苔薄黄，脉沉小。

西医诊断：继发不孕。

中医诊断：不孕症。

辨证：气虚血滞伴肝胃不和，肾气不强。

方药：

①经期：养血活血，服四物颗粒。

②经后：益气化瘀，疏肝和胃。

生黄芪20g	党参15g	白术10g	枳壳10g
制香附10g	茯苓15g	柴胡10g	鸡血藤15g
当归10g	丹参15g	莪术6g	鸡内金10g
藿香6g	川续断12g	延胡索10g	

③腹部外敷药：

千年健12g	白芷10g	归尾10g	威灵仙15g
桂枝6g	莪术10g	马鞭草10g	皂角刺10g
路路通10g	红藤30g	青皮10g	陈皮10g
徐长卿15g	生艾叶100g	透骨草100g	

二诊：2007年8月12日。周期第16天，前几天有透明白带，今日减少，疲乏，腰背酸痛，大便1日2~3次，口干，眠差。舌苔薄白质暗，脉弦。治法：益气养血，健脾和胃，补肾。

方药：

太子参30g	天冬10g	麦冬10g	五味子3g
当归10g	鸡血藤15g	巴戟天10g	菟丝子20g
山萸肉10g	枳壳10g	淡吴萸3g	佛手片10g
鸡内金10g	砂仁3g	生甘草3g	茯苓20g
谷芽10g	麦芽10g		

三诊：2007年9月2日。周期第8天，Lmp 8月25日，经期5天，第1~2天量较多，无腹疼，上1周期BBT上升13天。头痛、头晕，肌肉作痛，风湿科诊断：纤维肌痛症，为焦虑所致。8月31日B超：子宫内膜0.7cm，无优势卵泡。舌苔薄黄质细裂，脉弦。治法：益气养阴，滋冲任。

方药：

太子参30g	麦冬10g	五味子6g	枸杞子15g
沙参20g	怀山药20g	莲肉15g	佛手片10g
菟丝子20g	当归10g	白芍15g	荷叶10g
鸡血藤15g	桑枝15g	炙甘草6g	焦三仙各30g

四诊：2007年9月6日。周期第13天。B超：子宫内膜0.9cm，左侧卵泡1.7cm×1.0cm。舌苔薄黄，质暗红，脉弦。

方药：血府逐瘀胶囊口服3天。

五诊：2007年10月7日。停经42天，已有早孕反应，尿HCG阳性。

方药：

菟丝子20g	川续断12g	桑寄生15g	白芍12g
苏梗10g	何首乌12g	黄芩10g	当归6g

六诊：2007年10月9日。停经44天，血HCG：42818mIU/ml，PRO：76.37nmol/L。B超提示宫内胎囊5w+3d。

【按语】患者因家庭变故，精神抑郁，肝气郁结，疏泄失常，则冲任血海阻滞，脉络瘀阻；忧思伤脾，脾气虚，无力运血，气虚而血滞。胞宫脉络瘀血阻滞则无以摄精成孕。肝气横犯脾胃，肝胃不和则胃脘部不适。因患者脾虚气弱，且妇人不足于血，不任攻伐，所以固元气为主，而佐以化瘀散结，体现了薛己"养正积自除"的思想。如《医学入门·妇人门》所言："……衰其大半而止，不可猛攻峻施。宁扶脾胃正气，待其自化。"方中生黄芪、党参、白术、茯苓健脾益气、扶正培元；鸡血藤、当归、丹参、莪术养血活血、祛瘀通络；延胡索疏肝理气，气行则血行；鸡内金健胃消瘀结；夏季应用藿香祛除阴霾之气，助脾胃正气。

患者因七情致病，有精神抑郁等精神异常表现，《诸病源候论》提出："妇人月水当日数来而反悲哀忧恐……心中恍恍未定……精神游忘，"则"生狐瘕之聚。"狐者，疑惑，形容此型患者有精神异常表现，正与此患相符。

诊治过程中随证加减，如出现口干、舌细裂等阴虚之征时则以生脉散益气养阴。治疗2月余患者妊娠。

案16 李某某，24岁。2007年11月22日初诊。

主诉：继发3年未孕。

现病史：2004年异位妊娠，手术治疗，术后至今未避孕未孕，12岁初潮，月经7/30~35天。今周期第22天，Lmp 11月1日，经期11天，Pmp 9月2日，经期5天，现有黄带，偶外阴痒，纳好，二便调。

妇科检查：子宫后位偏左，活动限，左附件增厚压痛。

舌脉：舌质暗苔薄白，脉弦。

西医诊断：继发不孕，慢性盆腔炎。

中医诊断：不孕症。

治法：疏肝养血，健脾止带。

方药：逍遥丸、宫炎平片口服。

二诊：2007年12月6日。周期第37天，Lmp 11月1日，已逾期数天，无透明白带，舌苔薄白边齿，脉弦。现在服：养血补肾片及逍遥丸。

三诊：2007年12月25日。昨日B超：宫内早孕，胎囊1.2cm×1.2cm，尿HCG阳性。舌苔薄白边齿痕，脉弦小。治法：补肾安胎。

方药：

菟丝子20g	覆盆子15g	太子参15g	麦冬12g
莲肉12g	川续断12g	白芍12g	苏梗10g
黄芩10g			

后患者保胎治疗2月余，2008年2月26日查β-HCG：88720mIU/ml，PRO：128.40nmol/L。B超：宫内单活胎14w+4d。

【按语】患者宫腔手术后，邪毒乘虚而入，稽留于冲任及胞宫脉络，与冲任气血相搏结，凝聚不去，日久难愈，耗伤气血，虚实夹杂。湿热注于下焦，任带失约而致病。舌暗、脉弦为血瘀、肝郁之象。该案虚实夹杂，应治有攻补。宫炎平片以地稔、两面针为君臣药，地稔收敛止带兼以补血调经，两面针具有行气活血、除湿止痛之功效；以当归、穿破石、五指毛桃为佐使药，补血活血调经，加入穿破石以清热利湿，活血化瘀加强疗效，五指毛桃益气健脾，行气化湿。逍遥丸疏肝健脾养血，后服养血补肾片以补肾填精、养血，经治疗，邪去正复，肝脾肾功能正常，冲任调和终能摄精成孕。

案17 赵某，32岁。2006年8月13日初诊。

主诉：经量减少3年，继发1年未孕。

现病史：2003年胎停孕刮宫，术后月经量减少，7~8/30天。2005年8月起未避孕至今未孕。2006年5月HSG示两侧输卵管通畅，但有上举。Lmp 7月16日，今周期第28天。昨天及大前天有少量血丝，BBT上升10天。平时易出汗，手心热，纳好，眠安，便调。

既往史：患过细菌性阴道病。

经产史：妊1产0，夫精液欠正常。

舌脉：舌薄质红，脉弦带滑。

西医诊断：继发不孕。

中医诊断：不孕症。

辨证：气阴两虚，冲任失调。

治法：益气养阴，调冲任。

方药：

①经前服生脉饮加味：

太子参30g	麦冬10g	五味子6g	女贞子10g
旱莲草10g	菟丝子20g	川续断12g	紫河车6g
竹茹12g	生黄芪12g	乌梅3g	浮小麦30g

②经期服：四物颗粒。

③经后腹部外敷：

千年健12g	白芷10g	归尾10g	红花10g
威灵仙15g	莪术10g	王不留行10g	丝瓜络12g
青皮10g	陈皮10g	徐长卿15g	生艾叶100g
透骨草100g			

二诊：2006年8月27日。周期第15天，现BBT单相，Lmp 8月13日，第1~2天经量稍多，无血块及腹疼，白带不多。服药后出汗减少，舌苔薄白。上周期高温相11天。舌嫩边齿，脉弦小。

方药：原方加当归10g、何首乌10g。

三诊：2006年12月17日。Lmp 11月8日，BBT上升大于20天，尿HCG阳性，昨日查血β-HCG：335mIU/ml，无腹疼，阴道无出血，白带稍多，早孕反应不明显，时有乳胀，舌苔薄白，脉弦带滑。

方药：

①黄体酮每日20mg肌内注射。

②中药补肾健脾安胎：

菟丝子20g	怀山药20g	莲肉15g	炒扁豆12g
太子参20g	紫河车10g	黄芩6g	白术10g
桑寄生15g	山萸肉10g		

四诊：2006年12月24日。停经47天，血HCG，PRO在下降，但BBT仍在高温相，曾有腹胀，阴道褐色分泌物，无早孕反应，便正常，舌苔薄白质嫩，脉小滑数。

后数次查血HCG提示早孕，但B超查宫内外未见胎囊，而后出血未清宫10天血止，复查血HCG正常。

【按语】本案患者宫腔手术伤肾，致肾精衰少，无精化血，血海不足，故血少。阴血不足，虚火内盛可见手心热，阴不守阳，迫汗外泄可见多汗。经前少量出血，BBT上升仅10天，西医学认为是黄体功能不健，中医辨证多为阴虚有热，热扰冲任，冲任不固，血海不宁则经前出血。手心热，易出汗为气阴两虚之象，所以治疗以益气养阴调冲任为法。太子参益气养阴，麦冬甘寒养阴生津、清虚热，五味子酸收止汗；二至补肝肾、养阴血；菟丝子、川续断、紫河车补肾益精，全方共奏益气养阴、调冲任、止汗之功。

因患者虽输卵管通畅，但有上举，精卵不易结合，所以配合中药腹部外敷，增强局部血流量，改善微循环，也可起到活血通络的作用。

二诊时患者出汗减少，加当归、何首乌补肾养血，促进卵泡发育。患者间断服药，4个月后血及尿中β-HCG检查阳性，而经超声检查未见孕囊，阴道出血，妊娠终止，为生化妊娠。分析其原因可能为患者既往有自然流产史，此次孕前BBT高温相才持续11天，黄体功能不好，即使受孕也易胎元不保。应"预培其损"通过治疗，改善黄体功能后再妊娠可能见效。如《景岳全书》所言："此则最宜调理，否则下次临期仍然复坠，以致二次三次终难子嗣。"

案18 付某，32岁。2007年10月14日初诊。

主诉：月经自初潮起稀发18年，结婚5年未避孕未孕。

现病史：14岁初潮，月经5天/2～3个月，甚则半年，多次检查，诊断为多囊卵巢综合征，间断服过去氧孕烯炔雌醇片、达英-35等，近半年查胰岛素功能正常。Lmp 9月中旬，经量正常，纳眠好，便干，无透明白带。体重48kg，身高1.52m。氨苄青霉素过敏。

舌脉：薄白黄质暗，脉弦。

西医诊断：原发不孕，月经失调，多囊卵巢综合征?

中医诊断：月经失调。

辨证：肝肾不足，冲任失调。

治法：补肝肾，滋冲任，兼活血。

方药：

何首乌10g	菟丝子20g	枸杞子15g	女贞子10g
肉苁蓉10g	生地10g	熟地10g	覆盆子20g
车前子10g	当归10g	丹参15g	制香附10g
生蒲黄10g			

二诊：2007年11月18日。Lmp 9月中旬，服汤药20剂未出现透明白带。舌苔薄黄，舌质嫩，脉弦滑。

方药：

①予黄体酮撤退出血。

②经期养血活血：四物颗粒。

③经后：

何首乌10g	覆盆子20g	当归10g	丹参15g
菟蔚子10g	淫羊藿10g	柏子仁15g	炙龟甲^{先煎}15g
肉苁蓉12g	玉竹10g	太子参15g	白芍12g
柴胡10g	生甘草6g		

三诊：2008年1月6日。1月1日月经自行来潮，经期4天，量少，色暗，无腹疼。Pmp 11月底，量少。舌苔薄白质暗红，脉弦。

方药：

炙龟甲^{先煎}15g	何首乌10g	黄精12g	菟丝子20g
覆盆子20g	柏子仁15g	肉苁蓉10g	玉竹10g
太子参30g	淫羊藿10g	赤芍10g	白芍10g
丹参15g	知母10g	红花3g	石斛6g

后补肝肾、滋冲任兼活血中药治疗半年，其间月经来潮三次，2008年8月5日起予枸橼酸氯米芬50mg/d×5天，未妊娠，后单纯中药治疗，9月21日查尿HCG弱阳，乳胀，舌苔薄白质嫩，脉弦小。予补肾健脾养胎：菟丝子20g、怀山药20g、川续断12g、当归10g、白芍10g、熟地10g、黄芩6g、白术10g、何首乌10g。服保胎药13剂，10月12日，停经50天，B超提示宫内活胎，相当7周。后生一男婴。

【按语】患者初潮起即月经稀发，量少，脉弦，属肝肾不足、肝肾亏虚、精血匮乏，冲任失养，血海不能按时满盈，而经血不能按时而下，血海不盈，则经量少。血行不畅，也会导致瘀滞，舌暗表明有血瘀。病机为虚实夹杂，治疗不可一味填补，更不可专事攻伐，当以补养为本，补中兼通为宜，如张景岳所言："欲以通之，不如充之。"所以以补肝肾、滋冲任兼活血为基本治法，随症加减。治疗过程中曾用枸橼酸氯米芬促排卵，但未孕。后单纯中药治疗反而妊娠，表明补肝肾、调冲任中药可能不仅促进卵泡发育、成熟，还能通过多方面的调节为受孕创造条件。

蔡老师常在补肝肾时使用车前子，取其行肝，疏肾，畅郁和阳之功。

案19 陈某，29岁。2007年8月30日初诊。

主诉：未避孕1年余未孕。

现病史：2006年6月自然流产，后未避孕至今未孕。曾自测排卵试纸阳性，B超有卵泡未测到排卵。BBT双相，通液未做。Lmp 8月28日，将净，手足心热，纳眠便好。

经产史：13岁月经初潮，3~4/28~30天，量不多，时有痛经，痛势较轻。

既往史及过敏史：无特殊病史，磺胺药过敏。

舌脉：舌质红，根黄厚，脉弦。

西医诊断：继发不孕。

中医诊断：不孕症。

辨证：肾阴不足，冲任不调。

治法：补益肝肾，滋养冲任。

方药：

生熟地各10g	枸杞子15g	女贞子15g	沙参30g
麦冬12g	白芍15g	当归10g	丹皮10g
丹参15g	山药30g	佛手片10g	

医嘱：①经净后通液。②查不孕3项。③夫查精液。

二诊：2008年9月6日。无不适，舌质暗，苔薄白，脉弦。原方去丹皮，加菟丝子20g，茯苓20g。

三诊：2008年9月13日。Lmp 8月28日，白带少，乳胀，纳眠好。苔薄黄，略腻。脉弦。治法：前法出入。

方药：

生地10g	熟地10g	沙参30g	麦冬10g
枸杞子15g	白芍15g	当归10g	川续断12g
肉苁蓉10g	茯苓20g	芡实15g	鹿角霜12g
枳壳10g			

经期服血府逐瘀胶囊。

四诊：2008年3月4日。Lmp 2月6日，BBT上升14天，今日查β-HCG：185.7mIU/ml，PRO：100nmol/L，E_2：882pmol/L，嗜睡，有时腹隐痛。舌脉：舌薄黄腻，脉弦。

方药：

菟丝子20g	女贞子12g	川续断12g	生地12g
石斛6g	黄芩6g	苏梗10g	黄连6g
苏叶6g	炒扁豆12g	砂仁3g后下	太子参20g

五诊：2008年3月11日。停经35天，PRO 189nmol/L，E_2 10710pmol/L，

无腹痛。舌淡黄，脉滑。原方5剂。

【按语】患者既往有胎停育史，肾为冲任之本，胞脉内系于肾，患者肾虚胎元不固而堕。肝为藏血之脉，足厥阴之脉环阴器，前阴诸病，本是厥阴所司，子宫为病，亦与厥阴之脉息息相通，妊娠之时，胚胎需要母体的血气滋养，若肝阴不足，则胎失所养。或如果情绪波动，或郁怒，郁则血滞，怒则血冲，皆可伤胎。肝肾同源，肝肾协调，精气血运行有度。冲任得肾精、肝血的濡养，冲任调则患者生育有望。患者有流产史，1年余未孕，手足心热、舌红、脉弦为肝肾阴虚之征，因此以补益肝肾、滋养冲任为法。

案20　李某，32岁。2007年9月6日初诊。

主诉：未避孕1年余，希望生育。

现病史：近1年余未避孕未孕，去年下半年做HSG示一侧通而不畅，另一侧阻塞，具体不详。月经5~8/33天，量中。Lmp 8月1日，经期怕凉，腹隐痛。外院查有细菌性阴道病。舌苔薄黄，脉弦小。孕1产0，人流1。

妇科检查：宫颈光，子宫后位稍大，后壁不平，触痛不明显，附件未扪及。

西医诊断：继发不孕，盆腔炎。

中医诊断：不孕症。

方药：月经期服下方。

当归10g	川芎10g	莪术10g	益母草20g
川续断12g	王不留行10g	桑寄生15g	炒蒲黄10g
小茴香5g	桂枝3g	鹿角霜12g	延胡索10g

二诊：2007年9月11日。Lmp 9月8日，原方去炒蒲黄、益母草、延胡索，加马齿苋30g、枳壳10g、丹参15g、生黄芪12g。

三诊：2008年9月4日。Lmp 8月23日，经期6天，经量偏少，色正，腹隐痛。素白带少。舌质暗，苔少，脉缓。治法：补肝肾，调冲任。

方药：

炙龟甲^{先煎}15g	何首乌10g	菟丝子20g	覆盆子20g
当归10g	川芎10g	熟地10g	肉苁蓉10g
紫石英15g	竹茹10g	桂枝5g	淫羊藿10g
柏子仁15g	赤芍6g	白芍6g	生甘草3g

四诊：2008年10月9日。Lmp 9月23日，经期6天，经量偏少，色暗，BBT上升5天。舌质暗，苔淡黄。治法：补肾养血，助黄体。

方药：

菟丝子20g	川续断12g	生杜仲10g	熟地10g
女贞子12g	白芍12g	当归10g	车前子10g
山药20g	山萸肉10g	肉苁蓉12g	柴胡10g
百合20g	枳壳10g	佛手片10g	

五诊：2008年11月4日。周期第16天，B超提示子宫内膜薄，卵泡发育好。BBT已上升2天，白带少。舌质暗红，苔薄黄，脉弦细。治法：补脾肾养血。

方药：

菟丝子20g	何首乌10g	女贞子12g	茺蔚子12g
当归10g	丹参15g	鸡血藤20g	山药20g
肉苁蓉10g	生地10g	熟地10g	制香附10g
石斛6g	百合15g	柴胡6g	鹿角胶6g

六诊：2008年11月20日。Lmp 10月22日，BBT一直在高温。舌淡黄，脉弦细。

方药：

菟丝子20g	生地12g	川续断10g	山药15g
沙参20g	麦冬10g	玄参10g	百合10g

七诊：2009年3月10日。妊娠20w，宫缩较频，行走腹坠，便秘，纳差，外院服"地屈孕酮片"。舌质暗，苔黄略腻，脉滑。查宫底脐下2指，无明显宫缩。

方药：

菟丝子20g	川续断12g	当归6g	白芍15g
佛手片10g	苏梗10g	黄芩10g	黄连3g
生地6g	熟地6g	陈皮10g	生甘草3g

后顺产一女。

【按语】患者初诊时输卵管造影示输卵管一侧阻塞、一侧通而不畅，证属瘀血阻滞，壅塞脉络，以活血祛瘀、理气行滞治疗，因患者经期怕凉，腹隐痛，且血具有"寒则涩而不留，温则消而去之"的特点，所以以桂枝、小茴香温经通络。

患者1年后再次就诊，症见白带少，月经量偏少，为肾阴亏虚、精血不足之象，而脉缓为肾气不足之征。炙龟甲、熟地、何首乌补肝肾，配菟丝子、覆盆子、肉苁蓉补阳药，阳中求阴，则"阴得阳助而泉源不竭"。当归、川芎、赤白芍补血活血、理气调经。方中加入血肉有情之品龟甲、紫河车调补肾之阴阳，同时还兼通补奇经，以达调经种子之效。四诊时患者正值黄体期，川续断、杜仲、山药、肉苁蓉、紫河车、柴胡等补脾肾疏肝助黄体。

案21 佟某，39岁。2008年10月21日初诊。

主诉：未避孕5年未孕。

现病史：工具避孕至2004年，后未避孕未孕，发现有子宫黏膜下肌瘤，在宫腔镜下手术剔除。2006年HSG示左侧通而不畅，右侧峡部阻塞。BBT双相，B超监测有排卵，经前乳胀。Lmp 10月8日，量中。

既往史：阑尾炎手术史。

经产史：初潮14岁，月经5~6/34天，量多。妊3产0，2003年前妊娠3次分别人流、药流。夫精液常规正常。

舌脉：舌质嫩，苔薄白，脉弦带滑。

西医诊断：继发不孕。

中医诊断：不孕症。

辨证：肾虚肝郁。

治法：补肾疏肝，佐以通络。

方药：

①内服药：

菟丝子20g	何首乌10g	当归10g	鸡血藤15g
赤芍10g	白芍10g	淫羊藿10g	柴胡10g
紫石英^{先煎}15g	丝瓜络10g	威灵仙12g	肉苁蓉10g
车前子^{包煎}10g	紫河车10g	丹参15g	生黄芪15g
竹茹12g			

②腹部外敷药：

千年健15g	白芷10g	归尾10g	桂枝10g
莪术10g	青皮10g	陈皮10g	皂角刺10g
徐长卿15g	生艾叶100g	透骨草100g	忍冬藤30g

二诊：2008年11月3日。Lmp 10月8日，BBT上升6天。B超监测有成熟卵泡：1.7cm×1.4cm，后消失，子宫内膜1.3cm。舌质嫩苔薄白，脉沉小滑。前法出入。

方药：

菟丝子12g	女贞子12g	怀山药15g	鹿角霜15g
莲子肉12g	生地10g	熟地10g	当归10g
白芍12g	佛手10g	炙鳖甲先煎15g	煅牡蛎先煎30g
肉苁蓉10g	紫河车6g	丝瓜络12g	竹茹12g

三诊：2008年11月17日。Lmp 11月6日，量中，无痛经。上周期BBT上升8天，现无白带，经前右下腹隐痛。舌质嫩苔薄白，脉沉小滑。治法：补肝肾，调冲任，佐以通络。

方药：

菟丝子20g	女贞子12g	旱莲草10g	知母6g
怀山药30g	山萸肉10g	当归10g	紫河车10g
枳壳10g	川续断12g	竹茹12g	肉苁蓉10g
制香附10g	丝瓜络10g		

三诊：2008年1月4日。BBT上升2天，乳胀。舌苔薄白，脉沉滑。治法：补肾养血，疏肝理气。

方药：

①内服药：

菟丝子20g	何首乌10g	当归10g	白芍12g
女贞子12g	车前子包煎10g	鹿角霜3g	佛手10g
柴胡10g	肉苁蓉10g	怀山药20g	制香附10g
巴戟天6g	川续断12g	竹茹12g	丝瓜络10g

②外敷10月21日方2剂。

四诊：2009年2月3日。Lmp 1月24日，经期5天，初2天少，后转多，上周期BBT上升12~13天。经前乳胀，眠差，多汗，2月1日B超：子宫内膜0.8cm，黏膜下肌瘤0.6cm×0.4cm。舌质嫩苔薄白，脉滑。

方药：原方去鹿角霜、柴胡、制香附，加炙鳖甲（先煎）12g、炙龟甲（先煎）15g、知母6g、山萸肉10g，巴戟天改为10g。

五诊：2008年2月12日。周期第21天，BBT上升6天，乳胀，耳鸣，失眠，汗出，腹胀，便干，心悸。舌质暗苔薄白，脉沉弦滑。治法：补肝肾，养血健脾。

方药：

菟丝子20g	女贞子12g	山萸肉10g	玉竹10g
肉苁蓉10g	当归10g	何首乌10g	葛根15g
佛手10g	木香6g	夜交藤30g	炒薏苡仁15g
枳壳10g	炒白术15g	桑叶10g	川续断12g

六诊：2009年3月3日。Lmp 2月21日，上周期BBT上升13天。现BBT未升，白带不多，眠差，纳好，便常干。舌质嫩苔薄白，脉沉小滑。

方药：先服2月12日方3剂。后继服下方：

菟丝子20g	女贞子12g	车前子^{包煎}10g	枸杞子15g
炒薏苡仁20g	茯神15g	炙鳖甲^{先煎}15g	肉苁蓉10g
淫羊藿10g	赤芍10g	白芍10g	怀山药15g
佛手10g	枳壳10g	丹参15g	全瓜蒌30g

遵上法继续治疗3个月。2009年6月12日宫腔镜诊断：左侧卵管通畅，右侧加压后亦通畅，黏膜下肌瘤2个均剔除。再以补肝肾调冲任、健脾治疗3个月，2009年9月18日证实妊娠，在门诊保胎治疗至妊娠3月余。

【按语】患者既往堕胎过密，有胞宫手术史，耗伤肾气，损伤冲任，离经之血阻滞脉络。同时肾虚及肝，加之日久不孕肝气不舒，肝郁则症见乳胀、脉弦。气为血帅，气机不畅瘀阻脉络。该患者辨证以肾虚为本，肝郁血瘀为标。方中菟丝子、何首乌、淫羊藿、肉苁蓉、紫河车、车前子补肾；黄芪补气，柴胡疏肝；当归、鸡血藤、赤白芍、丹参、威灵仙、丝瓜络养血活血、通络。配合活血、温经通络的中药外敷，促进局部血液循环，既可以有助于提高卵巢功能又辅助治疗输卵管疾患。方中紫石英为女子暖宫之要药，临床研究发现紫石英具有治疗输卵管性不孕、排卵障碍性不孕、免疫性不孕以及促子宫发育的作用。蔡老师常用来治疗宫寒的患者，但如患者希望生育，在BBT上升后即不用紫石英，因考虑到其中含有一些杂质，可能会对胚胎不好。鉴于患者有子宫黏膜下肌瘤史，二诊时加入炙鳖甲及牡蛎以软坚散结，同时鳖甲乃血肉有情之品，性善入阴分养阴液，且鳖为蠕动之物，入络剔邪。经BBT检测高温相只有8天，考虑黄体功能不足，因此黄体期酌加川续断、巴戟天、山药、鹿角霜、柴胡、香附等补脾肾、疏肝以助黄体。而在卵泡期加

蔡连香妇科临证实录

炙龟甲、熟地等补肾填精以促进卵泡发育。经8个月的治疗，HSG显示输卵管通畅，为受孕创造了条件。

治疗的同时，B超检测卵泡及内膜，排卵期在补肝肾、促排卵治疗的同时指导患者择期同床，后患者妊娠。

案22 张某某，38岁。2008年10月29日初诊。

主诉：胎停育2次，伴继发不孕2年余。

现病史：分别于2001年、2006年均妊娠50天发现胚胎在40天左右已停止发育，近2年未避孕未孕，做过系统不孕不育检查，未发现阳性指标，10月8日宫腹腔镜联合治疗，已灼治内异灶、剔除肌瘤、分离粘连，通液通畅。准备做宫腔内人工授精（intrauterine insemination，IUI）。Lmp 10月25日，量较多，无血块及腹疼，BBT爬坡状上升。平时月经9/25~26天，初2天量少。怕冷，纳好，有时便干，眠安。无特殊病史。

经产史：13岁初潮，月经5~6/25~26天，量中，妊2产0胎停育2。丈夫精液未见异常。

舌脉：舌苔薄舌质嫩，脉弦细。

西医诊断：继发不孕。

中医诊断：不孕不育症。

辨证：肝肾不足伴气虚血滞。

治法：补肝肾，益气养血通络。

方药：

菟丝子20g	女贞子12g	白芍12g	当归10g
肉苁蓉10g	熟地12g	柏子仁12g	何首乌10g
炒杜仲6g	山萸肉10g	鸡血藤15g	鹿角片3g
柴胡10g	枳壳10g	丝瓜络12g	怀山药15g

二诊：2008年11月9日。周期第16天，Lmp 10月25日，已在外院做IUI。舌质淡，苔薄白，脉弦小滑。治法：补肾养血。

方药：

菟丝子20g	覆盆子20g	何首乌10g	女贞子12g
鹿角胶^{烊化}9g	怀山药30g	紫河车10g	竹茹12g
生地10g	熟地10g	山萸肉10g	佛手片10g

鸡内金10g 川续断12g 当归10g 太子参30g

三诊：2008年12月28日。IUI未成功，Lmp 12月27日，Pmp 11月24日，8~9天净，量较多。便干，疲乏，腰酸。舌苔薄白质嫩，脉弦小。治法：补肾，益气养血。

方药：

①经期服：八珍颗粒。

②经后服：

菟丝子20g 炙龟甲^{先煎}15g 生地10g 熟地10g

知母10g 当归10g 丹参15g 鸡血藤15g

何首乌10g 肉苁蓉10g 山药15g 鹿角胶6g

紫河车6g 郁李仁10g 枳壳10g 佛手片10g

生黄芪20g 巴戟天10g 茺蔚子10g

水煎服，生晒参6g（代茶饮）。

③腹部外敷：

千年健15g 白芷10g 归尾10g 威灵仙15g

莪术10g 红花6g 桂枝10g 青皮10g

陈皮10g 徐长卿15g 生艾叶100g 透骨草100g

四诊：2009年1月14日。周期第18天，BBT上升3天，Lmp 12月27日，量中，Pmp 11月24日，纳眠便尚好，晨起有痰。舌苔薄白质嫩，脉弦滑。治法：补肝肾助孕。

方药：

菟丝子20g 何首乌10g 生地6g 熟地6g

女贞子12g 党参15g 炒白术15g 茯苓20g

竹茹12g 化橘红10g 紫河车10g 怀山药20g

鹿角胶^{烊化}6g 阿胶^{烊化}10g 砂仁^{后下}6g 芦根15g

五诊：2009年2月1日。周期第37天，BBT上升21天，自查尿HCG阳性，1月29日查血β-HCG：550.2mIU/ml，E_2：159.1pmol/L，PRO：24.06nmol/L，前日有少量出血，为褐色分泌物，腹不适，纳差。舌苔淡黄白稍厚，脉沉小滑。

方药：

菟丝子20g 何首乌10g 太子参15g 生黄芪12g

白术 12g	黄芩 10g	白芍 15g	女贞子 12g
怀山药 30g	紫河车 10g	竹茹 12g	苎麻根 15g
杜仲 10g	阿胶^{烊化}10g		

继续补肾健脾安胎配合黄体酮胶丸，患者后生一女。

【按语】患者胎停育2次，继发不孕2年余。冲任二脉正常才能正常孕育胎儿，而冲任系于肾，得肾精、肝血的濡养，滑胎、不孕、脉弦细为肝肾不足之征。患者半月前行宫腹腔联合治疗，宫腔镜灼治内异灶，伤气伤血，而内异症、子宫肌瘤中医辨证属血瘀，因此，该患者证属肝肾不足，伴气虚血滞。三诊时患者月经期长，量多，疲乏，腰酸，属脾肾不足，气血亏，因此补肾健脾、益气养血，同时运用养血活血、温经通络中药腹部外敷，后随症加减治疗2月余患者妊娠，因有胎停育史并且见阴道出血，予保胎治疗。

八、跟师体会

（一）病因认识

不孕原因虽多，不外虚实两端，虚者有肾虚、血虚和脾虚，实者有肝郁、血瘀和痰湿，但总以肾虚，气血不足，不能摄精成孕为多。临证时当确立肾虚为本，再根据辨证辨病相结合的原则，确立病机。

（二）调经助孕 治病助孕

经调是成孕的先决条件，巢元方《诸病源候论·无子候》曰："然妇人挟疾无子，皆由劳伤气血，冷热不调，而受风寒，客于子宫，致使胞内生病，或月经涩闭，或崩血带下，致阴阳之气不和，经血之行乖候，故无子也。"巢氏认为不孕的内因是劳伤气血，外因是六淫邪气直中胞宫，致使胞内生病，出现月经不调、崩漏、带下等妇科疾病而致不孕，与现代认识不孕症的原因基本上是一致的，这为后世治疗不孕症的法则，"调经为要""调经种子"等提供了理论依据。

月经失调，有先期、后期、先后无定期、月经稀发、闭经、月经过多、过少、崩漏、痛经及伴随月经而出现的乳胀、头痛等。有些病例，月经正常后即可怀孕。如排卵障碍的患者多表现为经期的异常，经以补肾调经为主治疗后，恢复排卵，经期随之正常，随即受孕。子宫内膜异位症表现为痛经、月经量多，经活血化瘀调经治疗，随症状好转后随即受孕。因子宫内膜异位症引起生殖器官粘连和输卵管阻塞，用活血化瘀法消除宿瘀内结，既缓解了痛经症状又为受孕创造条件。调经之法，辨证求因，审因论治，虚则补之，郁则疏之，寒则温之，热则清之。

治疗上强调治病助孕，借鉴西医检查、诊断结果。分清是内分泌因素、输卵管因素、子宫因素还是免疫性因素，有针对性地制定治疗方案。经不调者调经助孕，带下异常者治带助孕，胞脉不畅者通调胞脉助孕。若患者无明显临床症状，遵"肾主生殖""肾为冲任之本"的理论，治疗当从肾而论，补肾益精，调冲任。对于排卵障碍性不孕，以补肾为大法，针对不同病因及临床表现随症加减，如《景岳全书·妇人规》所言："种子之法本无定轨，因人而药，各有所宜，故凡寒者宜温，热者宜凉，滑者宜涩，虚者亦补，去其所偏，则阴阳和而生化著矣。"对于小卵泡不排卵的患者，以补肾填精为治则，常用炙龟甲、熟地、菟丝子、女贞子、肉苁蓉、巴戟天等。对于卵泡黄素化，在补肾的基础上理气活血通络，以促卵泡排出，常加柴胡、香附、丹参、红花、鸡血藤、皂角刺、王不留行、穿山甲、黄芪等。对于输卵管因素导致的不孕，活血化瘀，温经、通络、消癥或清热，常用三七、蒲黄、五灵脂、丹参、延胡索、红花、桃仁、乌药、川芎、鸡内金、牡蛎等。可内服结合外治法，如中药保留灌肠、中药腹部湿热敷等。又要鼓舞正气，提高免疫功能，从而预防反复感染。此外，用药要结合月经周期，平时培元以扶正，经期祛瘀泄浊。

（三）用药体会

在具体用药上，注意阴阳平衡，根据辨证调整阴药、阳药的比例。补肾常用血肉有情之品，以填补奇经。适当配伍理气、促消化药，如陈皮、砂仁等，既可防止补药滋腻碍胃，又可培护脾胃正气。

（四）掌握排卵期　调节情志

正常生育期女性每月有一个卵泡成熟并排出，卵细胞排出后成熟约12～24h，此为中医学所说的"氤氲"之时，此为受孕的最佳时机。对于月经周期28～30天的女性，排卵多发生在两次月经的中间，容易掌握。但临床上很多患者周期或长或短，这就需要依靠观察有无透明白带，测BBT、尿LH，

B超监测排卵来掌握排卵期。如排卵前几日，白带量开始增多，至排卵期白带透明，似鸡蛋清样，排卵后白带变黏稠浑浊。排卵时有时会出现小腹隐痛，这是由于排卵时卵细胞及卵泡液穿破卵巢排出，卵巢壁的小创口可能有少量出血，刺激腹膜，引起下腹不适与疼痛。临证时须指导患者了解自己的排卵日期，"择氤氲之时，以合阴阳"可增加受孕机会。

妇人因情志不畅，引起气血不和，脏腑的功能失常，冲任不能相资，是造成不孕的一个重要因素。除药物治疗外，尚需调节情志，怡情才易孕。

第二节　辨证辨病、中西合参治疗多囊卵巢综合征

多囊卵巢综合征（Polycystic Ovary Syndrome，PCOS）是一种累及生殖系统在内的多个系统的疾病，以雄激素过多和持续无排卵为临床主要特征。可表现为月经紊乱（月经稀发、闭经、功能失调性子宫出血）、不孕、多毛、痤疮、肥胖、高胰岛素血症、糖耐量异常（IGT）、子宫内膜增生以及高脂血症等。PCOS患者多双侧卵巢均匀性增大，为正常妇女的2～5倍，包膜增厚。

中医学虽无该病的专门记载，但据其症状，可归属于中医"月经后期""闭经""崩漏""癥瘕""不孕"等范畴。

蔡老师认为本病以肾虚为本，以脾肾不足、痰瘀互阻和肝肾不足、阴虚火旺两种证候多见。在抓住基本病机的同时，辨证辨病相结合、中药人工周期治疗、中西医结合治疗PCOS可取得一定的疗效。

一、中医辨证

（一）肾虚为本

本病的根本在于无优势卵泡生成、排出。中医认为肾主生殖，《素问·六节藏象论》："肾者，主蛰，封藏之本，精之处也。"肾精亏虚、肾阳虚惫则卵泡发育迟滞；肾阳不足，推动无力，卵泡成熟、排出困难。《傅青主女科》曰"经水出诸肾""精满则子宫易于摄精，血足则子宫易于容物，皆有子之道也"，指出肾对月经、妊娠的作用，这些论述为后世从肾的角度探讨多囊卵巢综合征病因病机提供了重要理论依据。

（二）脾肾不足、痰瘀互阻

李东垣《脾胃论》曰："百病皆由脾胃衰而生也。"人的气血依赖水谷精微以资生，脾胃为气血生化之源，主运化。妇人以血为用，月经的主要成分是血，血海充盈则月经按时来潮，血海空虚，则月经稀少甚或闭经。而脾之健运还需肾阳的温养，肾阳不足，命门火衰，则脾阳不振。"命门之阳气在下，正为脾胃之母"（《景岳全书·命门余义》）。脾阳久虚，又可损及肾阳，而成脾肾阳虚之证。《景岳全书·妇人规》载："病之启端，则或由思虑，或由郁怒，或以积劳，或以六淫饮食，多起于心、肺、肝、脾四脏，及其甚也，则四脏相移，必归脾肾。"说明脾肾二脏在妇科疾病的病机上起着重要的作用。

PCOS患者多有形体肥胖，中医学认为，胖者多有气虚，肥胖之人，外似健壮实为虚损之体。津液的代谢赖脾的运化和转输、肾的蒸腾和气化。脾肾不足，水液失于输布，停留体内，日久凝聚成痰，痰湿壅滞，气机不畅，冲任不通，致月事不调、不孕。正如《傅青主女科》所云："妇人有身体肥胖，痰涎甚多，不能受孕者……乃脾土之内病也……夫脾本湿土，又因痰多，愈加其湿，脾不能受，必浸润于胞胎，日积月累……遮隔子宫，不能受精也。"

痰湿黏滞，阻滞气机而血瘀；痰湿气血互结而为癥瘕，故卵巢呈多囊性增大，包膜增厚。《证治准绳·女科》云："妇人癥瘕，并属血病……瘀血停凝，结为痞块。"《济阴纲目》云："盖痞气之中未尝无饮，而血癥石瘕之内，未尝无痰。"

（三）肝肾不足，阴虚火旺

先天禀赋不足，精气不充，天癸匮乏，不能应时泌至则冲脉不盛、任脉不足而月经稀发，量少。肾藏精，肝藏血，精聚为髓，精髓化生为血（精血同源），肾阴亏虚，不能滋养肝阴，血海不盈；或肝的疏泄失常，肝血暗耗，冲任血海调节失常，可造成月经不调；肝郁化火，则见面部痤疮。阴虚火旺，灼伤精液，炼液成痰，痰阻胞中，冲任闭塞而月经后期或闭经。

二、方药

蔡老师依据中医病机，治疗以补肾养血为主，佐以健脾祛湿化痰或疏肝滋阴清热，随证加减，肾、肝、脾三脏同治，气血同调。基本方：①脾肾两虚：党参、白术、茯苓、陈皮、白芥子、浙贝母、菟丝子、女贞子、淫羊藿等。②肝肾不足：炙龟甲、何首乌、知母、生熟地、当归、赤白芍、鸡血藤、菟丝子、女贞子、柴胡等。依据PCOS患者卵巢增大、包膜增厚的病理特点，常在方中加入炙鳖甲、穿山甲、皂角刺、浙贝母、白芥子等软坚散结之品，消癥散结，促进包膜软化，有利卵泡成熟而排卵。

三、中药人工周期

在抓住基本病机的同时，根据月经周期不同时期肾的阴阳变化特点，结合PCOS的病理特点，予中药人工周期治疗。

经后期（卵泡期）为阴长阳弱期，若肾虚精亏，血海空虚，则卵泡发育不良。此期宜补肾填精养血，随症加减。常用炙龟甲、熟地、菟丝子、女贞子、覆盆子、山萸肉、山药、当归、丹参等。

经间期（排卵期）为重阴转阳期，阴精充足，阳气躁动。蔡老师此时加用补肾助阳、活血通络之品，如肉苁蓉、巴戟天、皂角刺、穿山甲、红花、莪术等，加速卵泡发育成熟而排卵。

经前期（黄体期）为阳长阴弱期，治疗以补肾助阳为主，加健脾疏肝之品，如肉苁蓉、巴戟天、鹿角霜、柴胡、党参、白术、芍药、甘草、香附、紫河车，温煦子宫，调畅气机，以后天养先天，充实胞宫以利孕卵着床生长。

行经期（子宫内膜脱落期），此期若未受孕，蔡老师常养血活血、祛瘀生新。月经量少予桃红四物汤或血府逐瘀汤，酌加水蛭、川续断、牛膝、泽兰、益母草、生黄芪。月经量多者补气摄血，固冲汤、归脾汤加减。

四、中西并用

对于有生育要求的PCOS患者单用中药治疗，排卵出现缓慢，疗程较长；单用激素周期治疗和枸橼酸氯米芬促排卵，虽有排卵但受孕率低。枸橼酸氯米芬具有排卵率高、妊娠率低的特点。因此蔡老师在用枸橼酸氯米芬促排卵的月经周期中配合中药治疗，可以提高体内雌激素水平，改善卵巢功能及子宫内膜发育，提高受孕率，同时降低妊娠后早期流产率。

蔡老师在治疗的过程中应用B超监测排卵，并依据BBT、宫颈黏液结晶、阴道脱落细胞了解患者卵巢功能情况，雌、孕激素水平，有针对性地应用中药以提高疗效。如B超表明卵泡发育不好，常加紫河车、覆盆子、丹参、鸡血藤等促进卵泡发育。卵泡已长到直径1.8cm，可以加穿山甲、皂角刺、莪术促进卵泡的排出。

五、典型医案

案1 王某，29岁。2008年12月16日初诊。

主诉：反复月经失调。

现病史：患者自11岁初潮起即月经后期，2007年起月经5~6天/5~6个月，服激素（具体不详）后来月经，间断做人工周期数次，Lmp 11月下旬，11天净，量少。该患者形体胖，平时有痰，色黄白，乳头旁有长毛。

既往史：幼时患过腮腺炎。结婚2年，工具避孕。

理化检查：2008年5月24日闭经时T：43.86nmol/L；E_2：27.5pmol/L；LH：15mIU/L；FSH：5.42mIU/L；PRL：11.12μIU/ml。

舌脉：舌体胖，边有齿痕，苔薄白，脉沉小滑。

西医诊断：PCOS。

中医辨证：脾肾两虚，冲任失调。

治法：健脾益肾，养血滋冲任。

方药：

党参30g	苍术10g	白术10g	茯苓20g
浙贝母10g	菟丝子20g	淫羊藿10g	丹参15g
赤芍10g	白芍10g	莪术10g	炒薏仁20g
虎杖12g			

经期服八珍颗粒。

二诊：2009年1月6日。Lmp 2008年12月23日，经期5天，月经量转为正常，色红，无腹痛。舌苔淡黄稍厚尖红，脉沉滑。治疗依原法继入。

三诊：2009年1月13日。BBT未升，白带不多，大便略干，仍有痰。舌苔淡黄，脉沉滑，原方加肉苁蓉10g、化橘红10g。

四诊：2009年2月10日。Lmp 12月23日，B超子宫内膜0.9cm，BBT紊乱，尿HCG阴性，乳胀。查宫颈黏液结晶（++~+++）。舌淡苔厚，脉滑。治法：健脾利湿调经。

方药：

党参20g	黄连6g	川朴10g	车前草30g
赤芍12g	丹参15g	泽兰10g	莪术10g
炒扁豆15g	淫羊藿10g	茺蔚子10g	佛手片12g
生苡仁30g	茯苓15g	生甘草6g	

以上述方法调理近2个月，2009年4月9日八诊，Lmp 2月24日，BBT上升14天，无阴道出血及腹痛，时有乳胀，查尿HCG阳性，血β-HCG：897U/L，PRO：39.13μIU/L。舌体胖，苔薄白，脉弦小滑。治以：补肾健脾安胎。

方药：

菟丝子20g	覆盆子15g	杜仲10g	山药20g
莲肉12g	白术10g	生黄芪15g	黄芩6g
玄参10g	苏梗6g		

黄体酮胶丸100mg每晚口服。

【按语】该患者形体肥胖，临床表现为月经稀发、量少、时有闭经，有黄白痰。归于中医月经错后、月经量少、闭经范畴。患者身体肥胖，有痰涎，闭经，为痰湿黏滞，血瘀；痰湿气血互结而为癥瘕，故卵巢呈多囊性增大，包膜增厚。《证治准绳·女科》云："妇人癥瘕，并属血病……瘀血停凝，结为痞块。"《济阴纲目》云："盖痞气之中未尝无饮，而血癥石瘕之内，未尝无痰。"因此该患者辨证为脾肾阳虚，痰瘀内阻。治以温补脾肾，祛瘀化痰。

党参补中益气；苍白术、茯苓、薏苡仁既可健脾又可利湿。肾主生殖，而脾土的中气要有肾阳的温养才能更好地发挥其作用，方中以菟丝子、淫羊藿补肾温阳。丹参、赤白芍养血活血。浙贝母清热散结，蔡老师常与莪术、夏枯草合用治疗PCOS。全方共奏健脾益肾、养血滋冲任、利湿祛瘀之效。

案2 马某，36岁。2006年2月21日初诊。

主诉：月经失调10年，未避孕，希望怀孕1年余。

现病史：近10年月经3~4/40~50天，量较少，无痛经。2004年12月因胎停育清宫，术后避孕。近1年未避孕未孕。今周期第24天，Lmp 1月29日，Pmp 11月11日。现症见口干，腰疼，便干。舌体胖大，舌中有裂，苔薄白，脉弦。无特殊病史。

经产史：13岁初潮，月经3~5/30~33天，孕1产0。

妇科检查：宫颈重度糜烂，子宫前位常大，无压痛，附件右侧呈条索状增厚，有压痛，左附件未见异常。B超：双侧卵巢多囊样改变。

西医诊断：继发不孕，PCOS，盆腔炎。

中医诊断：不孕症，月经错后。

辨证：气血虚，冲任失滋，下焦湿热。

方药：

生黄芪20g	太子参30g	当归10g	白芍12g
肉苁蓉12g	石斛10g	黑芝麻10g	枳壳10g
茯苓30g	椿根皮10g	败酱草15g	菟丝子20g
佛手片10g			

二诊：2006年2月28日。口干，便干有所减轻。昨日B超：右侧卵泡1.8cm×1.6cm，子宫内膜厚1.8cm，今日B超：右侧卵泡已经消失，内膜厚1.0cm，腰腹酸胀痛，昨日及今日白带多。舌体胖，舌质暗，苔薄白，脉弦细。

方药：原方去黑芝麻、石斛，加川续断12g、柴胡6g。

三诊：2006年3月7日。B超子宫内膜1.0cm，卵泡消失，BBT上升7天，乳胀，便干。本月避孕。舌脉同上。

方药：

①现在服：

当归10g	白芍12g	山药15g	山萸肉10g
菟丝子20g	覆盆子15g	茺蔚子10g	鸡血藤20g
穿山甲12g	益母草20g	全瓜蒌20g	郁李仁10g
川牛膝10g			

②经期服：血府逐瘀胶囊。

四诊：2006年7月4日。周期第32天，Lmp 6月3日，Pmp 5月1日，经期5天，量少，近2周期BBT单相，B超检测有1.0~1.3cm小卵泡。常感腰疼。舌体大，苔微黄，脉弦。证属肾虚冲任失调。治法：补肾养血调经。

方药：

菟丝子20g	淫羊藿10g	炙龟甲^{先煎}15g	巴戟天6g
肉苁蓉10g	何首乌10g	覆盆子20g	杜仲10g

| 沙参30g | 麦冬10g | 石斛10g | 芦根12g |
| 丹参20g | 红花6g | | |

后以补肾养血调冲任法，随症加减，服药近10个月，期间月经规律，2007年5月24日复诊证实妊娠。继续保胎治疗孕13周后到外院进行产前建档、检查。

【按语】患者月经错后，经量少，舌体胖，为气血不足之象，既往有胎停育史，当属肾虚冲任不固。首诊时患者口干、便干，舌有裂纹，为阴虚之征，妇科检查见宫颈糜烂，附件增厚压痛，所以在补气血、滋冲任的同时清下焦湿热。方中生黄芪、太子参、当归、白芍益气养阴；菟丝子补肾；茯苓健脾利湿；石斛养阴；肉苁蓉既补肾阴又润肠通便；黑芝麻养血润肠；枳壳、陈皮、佛手片理气，气行则血行；椿根皮、败酱草清热利湿、解毒。二诊时患者口干、便秘症减，而有腰酸腹胀，所以去黑芝麻及石斛，加川续断、柴胡补肾强腰、疏肝理气。黄体期则以补脾肾助黄体为主。在患者未避孕的周期针对PCOS卵巢包膜增厚、卵泡不易排出的病理特点，加茺蔚子、鸡血藤、穿山甲活血通络、促排卵。经期活血祛瘀生新。经治疗患者月经调、子嗣。

案3 王某某，33岁。2007年5月13日初诊。

主诉：月经稀发自初潮。

现病史：12岁初潮起即月经稀发，3~5天/3~4个月，孕0产0。外院查内分泌后诊为PCOS，具体不详。Lmp 4月18日。易上呼吸道感染，纳好，便时干时溏，尿频、黄。夫精液正常。

舌脉：舌尖红，苔薄黄，脉浮，右脉弦。

西医诊断：多囊卵巢综合征？

中医诊断：月经失调。

辨证：气虚肝肾不足。

方药：

生黄芪20g	白术10g	防风3g	菟丝子20g
川续断12g	当归10g	炒扁豆12g	太子参20g
芡实15g	肉苁蓉12g	车前草12g	生甘草3g

经期服四物颗粒。

依前法随症加减治疗2个月。

四诊：2007年7月12日。就诊时为月经周期第19天，BBT上升第2天，有透明白带，宫颈黏液结晶（+++），可见椭圆体。阴道脱落细胞涂片：表中层细胞，角化细胞（CI）20%，部分成堆。B超：子宫内膜厚0.8cm，左侧可见优势卵泡2.0cm×2.3cm。舌质红苔薄白，脉弦带滑。治法：活血祛瘀、通络，以助卵泡排出。

方药：

菟丝子20g	川续断12g	当归6g	川芎10g
丹参20g	红花6g	皂角刺10g	穿山甲15g
王不留行10g	炒白术15g	藿香6g	莪术10g

五诊：2007年7月15日。B超提示子宫内膜0.7cm，子宫肌瘤2.0cm×1.7cm，右侧卵巢囊肿3.6cm×2.5cm，囊壁稍厚、欠光滑、内部回声欠清亮。BBT上升4天，舌质暗红，苔薄白，脉沉小滑。治法：补益肝肾助孕。

方药：

①平时服：

菟丝子20g	生地10g	熟地10g	女贞子12g
山萸肉10g	紫河车10g	党参20g	当归10g
何首乌10g	鹿角片3g	五味子6g	芡实15g
覆盆子15g	佛手片10g	竹茹12g	怀山药30g

②经期服：

丹皮10g	丹参15g	益母草15g	赤芍10g
白芍10g	水蛭10g	莪术10g	柏子仁20g
泽兰10g	女贞子12g	川续断12g	川牛膝10g
枳壳10g			

依前法调整3月余，期间月经周期29~32天，月经量较前增加，鉴于患者求子心切，2007年11月起月经第五天始服枸橼酸氯米芬50mg每日，月经第7天始服戊酸雌二醇1mg，服7天，同时配合中药治疗，B超检测排卵。2008年1月8日就诊时查血β-HCG：220U/L，PRO：190μIU/L，E_2：2643pmol/L，保胎治疗。

【按语】该患者辨证主要为肝肾不足，先天禀赋不足，精气不充，天癸

蔡连香
妇科临证实录

匮乏，不能应时泌至则冲脉不盛、任脉不足而月经稀发，量少。肾藏精，肝藏血，精聚为髓，精髓化生为血（精血同源），肾阴亏虚，不能滋养肝阴，血海不盈；或肝的疏泄失常，肝血暗耗，冲任血海调节失常，可造成月经不调；肝郁化火见面部痤疮。阴虚火旺，灼伤精液，炼液成痰，痰阻胞中，冲任闭塞而月经后期或闭经。

该患者在以补肝肾为主的基础上予中药人工周期治疗。经后期补肾填精养血，经间期酌加用活血通络之品，行经期养血活血、祛瘀生新，经前期补肾助阳为主，加健脾疏肝之品。

PCOS的根本是排卵障碍，该患者经中药治疗后，BBT有双相，B超检测有优势卵泡形成，说明在改善症状的同时逐渐恢复性腺轴功能，更有利于受孕。鉴于患者求子心切，适时加入枸橼酸氯米芬促排卵，通过卵泡检测指导患者适时同房，中西医结合提高受孕率。

案4 石某，31岁。2007年7月15日初诊。

主诉：原发不孕3~4年，月经失调2年。

现病史：结婚7年，近3~4年未避孕未孕。近2年月经7/40~50天。服过枸橼酸氯米芬3个周期，每日服50~100mg时BBT单相，每日加到150mg时双相。去年9月患功能失调性子宫出血住院，病理：子宫内膜单纯性增生。经中药治疗加枸橼酸氯米芬，周期规律。今周期第18天，Lmp 6月28日，本周期已在外院服枸橼酸氯米芬150mg×5天，周期第10天时B超：子宫内膜0.7cm，双侧卵巢内可见10多个0.7cm×0.8cm小卵泡。目前尚无透明白带，腰疼，头晕，纳好，大便2~3天一次，疲乏。

既往史：患过功能失调性子宫出血，青霉素过敏。

经产史：8岁初潮来一次后，一直停经至12~13岁复潮，正常月经，后可能因过劳月经失调，妊0，夫精液正常。

舌脉：舌苔白腻，舌体大，边有齿痕，脉沉小。

西医诊断：原发不孕症，月经失调（PCOS）？

中医诊断：不孕症。

辨证：肾虚血亏，冲任失调，脾失健运。

治法：补肾养血，健脾调冲任。

方药：

菟丝子20g	女贞子15g	茺蔚子12g	当归10g
何首乌10g	怀山药30g	肉苁蓉10g	巴戟天6g
熟地12g	紫河车10g	竹茹12g	柴胡10g
枳壳10g	皂角刺6g	山萸肉10g	

二诊：2007年8月5日。Pmp 6月28日，经期12天，经前3天少量出血，Lmp 8月4日，已服3个周期枸橼酸氯米芬。舌脉：舌淡，舌体大，边有齿痕，脉沉软。治法：益气健脾，化瘀止血。

方药：

生黄芪30g	党参15g	益母草30g	马齿苋30g
枳壳12g	茜草根15g	陈棕炭15g	白芍12g
白花蛇舌草15g	炒蒲黄12g	白术15g	山楂炭12g

阿胶珠12g。

三诊：2007年8月19日。Lmp 8月4日，未净，量中有血块，腰疼，无腹疼。血红蛋白（hemoglobin，HGB）79g/L，下腹凉。舌苔薄白，质淡体大，脉弦小。去氧孕烯炔雌醇片每6小时1片，服3天递减，并服维铁缓释片。中药益气健脾，化瘀止血。

生黄芪30g	党参30g	白术15g	怀山药15g
莲肉15g	鹿角霜20g	牡蛎^{先煎}30g	陈棕炭12g
艾叶炭3g	阿胶珠12g	山楂炭10g	枸杞子15g

四诊：2007年8月19日。已服去氧孕烯炔雌醇片6片，今日月经量很少，色红。继服上药。

五诊：2007年9月9日。周期第37天，去氧孕烯炔雌醇片已减至1片，HGB：8.1g/L，舌苔白，舌厚体大，脉软。

方药：

党参30g	生黄芪30g	马齿苋30g	枳壳12g
山萸肉10g	蔻仁10g	砂仁6g	山萸肉10g
炒蒲黄12g	何首乌10g	陈棕炭15g	仙鹤草15g
草河车12g	山楂炭12g		

7剂，水煎服。

六诊：2007年9月16日。9月9日停去氧孕烯炔雌醇片，9月12日阴道出血，次日量多伴腹疼，9月14日量中仍腹疼，今日量很少，色红。现BBT仍在高温相，疲乏，偶有腰酸。尿HCG阴性，舌苔，薄黄白体大，脉细。

方药：去氧孕烯炔雌醇片1片/日。

后再服3个周期去氧孕烯炔雌醇片，中药补肾健脾，益气养阴，养血，月经分别为12月7日，11月8日，10月11日，经期均为6天，量中偏多。2007年12月11日开始服枸橼酸氯米芬50mg/d，B超监测无排卵。12月27日加到150mg/d，连服5天，2008年3月6日停经39天，查尿HCG阳性，血β-HCG：3482mIU/ml，PRO：41.90nmol/L，E_2：1871pmol/L。尚无早孕反应，时有腰痛，无腹痛，偶有血性白带，HGB：10.4g/L。舌苔薄白，舌体大边齿，脉弦小。黄体酮每日肌内注射20mg。治法：补肾养血安胎。

方药：

菟丝子20g	何首乌10g	生黄芪15g	白术10g
莲肉15g	川续断12g	杜仲10g	苎麻根15g
白芍12g	苏梗10g	党参20g	怀山药30g

【按语】患者不孕，过劳后月经失调，表现为月经错后，经期长，月经量多。另见腰疼，疲乏，便溏，舌胖，边有齿痕，脉沉小，为脾肾两虚之象。脾虚运化失司，出血多均可造成血虚。因此，蔡老师认为该患者肾虚血亏，冲任失调，脾失健运。治以补肾养血，健脾调冲任。

二诊时患者正值经期，患者曾有功能失调性子宫出血史，且此次月经过期，《景岳全书·妇人规》云："过期阻隔，便有崩决之兆。"因此，蔡老师治以益气健脾，化瘀止血，脾统血，气为血帅，益气健脾可止血；出血日久，离经之血为瘀血，瘀血阻滞，新血不得归经，治疗上通因通用，活血化瘀止血。

三诊时患者仍出血未止，且贫血，所以应积极止血。蔡老师认为患者去年诊刮为内膜单纯性增生，可不首选刮宫止血，先用内分泌药物止血，正确的内分泌药物方法不能完全止血时再考虑诊断性刮宫。功能失调性子宫出血患者皆因孕激素不足或匮乏引起，所以治疗功能失调性子宫出血给高效大量孕激素止血。去氧孕烯炔雌醇片具有高效孕激素作用，每片含地索高诺酮0.15mg和炔雌醇0.03mg，地索高诺酮没有雄激素和雌激素活性，其孕激素活性较炔诺酮强18倍，较炔诺孕酮强一倍，还可升高密度脂蛋白（HDL），其抗雌激素活性强于炔诺酮和左旋甲炔诺酮，因其激素含量低，故其胃肠道等副反应很少出现，且雌孕激素同时应用，止血效果强大而稳定。应用3个周期去氧孕烯炔雌醇片后，鉴于患者求子心切，予枸橼酸氯米芬促排卵，同时中药补气血，调经，促进卵泡发育、排出及内膜的生长。经治疗，患者如愿妊娠。妊娠后因患者本身排卵不好，且有腰痛，血色白带，贫血，所以在中药补肾养血安胎的同时注射黄体酮。

从此病案可以看出，蔡老师不仅中医功底深厚，而且能纯熟地应用西医西药提高疗效。

案5 商某某，29岁。2008年3月12日初诊。

主诉：月经自初潮即失调，结婚5年未孕。

现病史：13岁初潮，月经7天/4～5个月，量较多，无痛经，服过养血补肾片，周期能缩短，未用过性激素。2002年5月结婚，一直未避孕，Lmp 2月24日，经期7天，Pmp 2月11日，量很少。3月9日又阴道出血，量时多时少，有血块。平素腹凉，足跟痛，二便调，体重85kg，身高1.70m。否认特殊病史，无药物过敏史。妊0，夫未查。

舌脉：苔薄白舌质嫩，脉沉滑。

西医：月经失调（PCOS）？原发不孕。

中医诊断：月经稀发，不孕症。

辨证：肾虚痰湿。

治法：补肾养血，健脾化痰。

方药：

菟丝子20g	何首乌10g	党参20g	法半夏10g
茯苓30g	陈皮10g	白芥子12g	淫羊藿10g
女贞子15g	当归10g	川芎10g	生甘草6g

二诊：2008年3月19日。3月9日阴道少量出血到3月16日，现白带浅褐色，少量白痰。舌苔薄白，脉滑。治法：前法继入。嘱患者减肥，饮食清淡，忌食辛辣油腻。

方药：

菟丝子20g	女贞子15g	枸杞子15g	五味子3g
车前子10g	当归10g	白芍15g	陈棕炭15g
马齿苋30g	枳壳12	淫羊藿10g	白术12g
生甘草6g	白芥子10g	浙贝母10g	陈皮10g

三诊：2008年4月9日。周期第16天，Lmp 3月24日，量少，无腹痛。现白带不透明，无痰。4月7日（经前2天）B超：子宫内膜0.8cm，双侧卵巢多囊样改变。舌苔薄白舌质嫩，脉沉滑。治法：补肝肾滋冲任，调经助孕。

方药：

菟丝子20g	女贞子15g	炙龟甲先煎15g	山药20g
旱莲草10g	当归10g	鸡血藤15g	枸杞子15g
茺蔚子10g	淫羊藿10g	赤芍10g	白芍10g
浙贝母10g	茯苓15g	陈皮10g	生甘草6g

四诊：2008年4月23日。4月14日（周期第22天）B超：子宫内膜1.0cm，双侧卵巢多囊样改变。BBT单相。舌苔薄白，舌质暗，脉滑。

方药：①安宫黄体酮6片/日，连服4天。②来月经第5天服枸橼酸氯米芬50mg/d，服5天，停药6~7天做B超。

五诊：2008年5月7日。停安宫黄体酮6天来月经，现未净，量很多，血块多，色鲜红。腹痛，腰酸。舌苔薄白质暗，脉沉小滑。

方药：

①现在服：

生黄芪30g	党参20g	马齿苋30g	枳壳12g
炒蒲黄包煎10g	五灵脂10g	草河车15g	山萸肉10g
白芍12g	地榆15g	炒槐花12g	炒白术15g

②血止后服下方：

菟丝子20g	女贞子12g	枸杞子15g	车前子10g
巴戟天10g	生黄芪20g	炒白术15g	当归10g
茯苓20g	太子参20g	莲肉15g	浙贝母10g
茺蔚子10g	陈皮10g		

后以补肾养血、健脾化痰为基本治法，随症加减，其间月经逾期，予黄体酮胶丸撤退出血，分别于9月4日及10月12日枸橼酸氯米芬每日50mg促排，B超监测无排卵。12月5日起改每日服100mg，连服6天，该周期同时加盐酸二甲双胍。患者2009年2月11日复诊时乳胀，BBT维持高温相24天，查血β-HCG：4082mIU/ml，PRO：49.91nmol/L，E$_2$：1094pmol/L，证实妊娠。舌苔薄白，脉沉小滑。中西药保胎治疗。每日口服黄体酮胶丸200ng，中药补肾安胎：菟丝子20g，川续断12g，桑寄生12g，当归12g，白芍12g，佛手

片10g，竹茹12g，山药12g，何首乌10g，炒扁豆15g，黄芩6g，谷芽15g。

【按语】患者月经自初潮起即失调，表现为月经稀发，经期长，经量多，服补肾药有效。原发不孕，脚跟痛，形体肥胖，中医辨证属肾虚痰湿。蔡老师对于该患者的治疗特色体现在以下几方面：①谨守病机。以补肾养血、健脾化痰为基本治法。②辨证辨病相结合。根据PCOS患者卵巢增大、包膜增厚的病理特点，在方中加入皂角刺、浙贝母、白芥子等软坚散结之品，消癥散结，促进包膜软化，有利卵泡成熟而排卵。③中西并用。对于有生育要求的PCOS患者，中药配合枸橼酸氯米芬促排卵，可缩短疗程，改善卵巢功能及子宫内膜发育，避免卵巢过度刺激综合征，提高受孕率，同时降低妊娠后早期流产率。蔡老师在治疗的过程中应用B超监测排卵，并依据BBT、宫颈黏液结晶、阴道脱落细胞了解患者卵巢功能情况及雌、孕激素水平，有针对性地应用中药以提高疗效。如B超表明卵泡发育不好，常加紫河车、何首乌、覆盆子、红花、丹参、鸡血藤等促进卵泡发育。卵泡已长到直径1.8cm，可以加穿山甲、皂角刺、莪术促进卵泡的排出。④中药人工周期。月经期针对经期长，经量多，益气健脾、化瘀固冲。卵泡期补肾养血，健脾化痰。排卵期养血补肾促排卵，此时补肾为阴阳同补，阳药可温煦鼓动，促进卵泡排出。同时方中加行气活血通络之品，如香附、鸡血藤、红花、皂角刺、穿山甲。黄体期补肾健脾疏肝。⑤对患者进行健康教育，指导其减轻体重，加用二甲双胍，以利受孕。该患者超重，过多的脂肪与患者的生殖和代谢有着密切的关系，有研究表明，肥胖PCOS患者卵巢功能障碍的发生率和总睾酮水平明显高于非肥胖患者。高腰臀比与胰岛素抵抗（IR）和糖尿病风险增加有关。胰岛素可以使雄激素水平升高，高雄激素水平又可导致多卵泡发育和卵泡闭锁，同时还增加了PCOS患者早期妊娠胚胎丢失的风险。⑥应用二甲双胍：该患者经过9个月治疗，应用枸橼酸氯米芬促排卵3个周期，但仍未有成熟卵泡，鉴于患者形体肥胖，所以加用胰岛素增敏剂——二甲双胍，以增加排卵率。二甲双胍适用于治疗肥胖或有胰岛素抵抗的患者，二甲双胍通过增强周围组织对葡萄糖的摄入、抑制肝糖原产生，并在受体后水平增强胰岛素敏感性，改善胰岛素抵抗，预防代谢综合征的发生。

案6　王某某，30岁。2007年10月22日初诊。

主诉：月经自初潮起失调，近1年未避孕未孕。

现病史：患者11岁初潮起即月经错后，4~6/40~50天，近1年余未避孕未孕，今年2月B超提示双侧卵巢多囊样改变，BBT单相，曾服达英-35。此后出现过多月经。Lmp 10月18日，未净。Pmp 8月13日，经期5天。现无明显不适，带黄，纳便眠尚好。2007年6月25日患过急性阑尾炎保守治疗，磺胺过敏。

经产史：11岁初潮，月经5~6/40~50天。妊1产0，1998年11月妊50多天时人工流产。夫精液正常。

舌脉：舌质暗，舌苔淡黄白厚，脉弦细。

西医诊断：继发不孕，PCOS。

中医诊断：不孕症。

辨证：脾肾不足，亦有血滞。

治法：补脾肾，佐以养血调经。

方药：

①经期服：四物颗粒。

②经后服：

党参15g	白术12g	茯苓15g	甘草3g
当归10g	川芎6g	白芍10g	熟地12g
菟丝子20g	丹参15g	制香附10g	鹿角霜12g
紫河车10g	竹茹12g		

二诊：2007年11月18日。周期第31天。已服上方14剂，4天前B超：子宫内膜0.6cm，右侧卵泡1.5cm×1.0cm，BBT单相，白带不透明，昨日起有下腹隐痛。舌体大，舌苔淡黄白，脉弦。妇科检查：宫颈肥大，接触出血，左附件增厚压痛，余未见异常。治法：养血疏肝补肾。

方药：

当归10g	白芍15g	山药30g	山萸肉10g
柴胡10g	菟丝子20g	鸡血藤15g	制香附10g
覆盆子20g	茺蔚子10g	淫羊藿10g	肉苁蓉10g

三诊：2007年11月25日。周期第38天，BBT单相。前日B超：子宫内膜1.0cm，右侧卵泡1.7cm×0.9cm，舌苔薄质暗，脉弦缓。治法：前法出入。

方药：

菟丝子20g	何首乌10g	炙龟甲^{先煎}15g	巴戟天6g

肉苁蓉10g	紫河车10g	竹茹12g	当归10g
丹参15g	鸡血藤15g	柴胡10g	赤芍10g
白芍10g	制香附10g	茺蔚子10g	

四诊：2007年12月2日。BBT单相。现停经40天，白带透明，有时下腹痛。尿LH阳性。TCT提示：HPV感染。舌苔薄，质淡暗，脉软。治法：补肾养血。

方药：

菟丝子20g	覆盆子20g	女贞子15g	淫羊藿10g
紫河车6g	肉苁蓉10g	巴戟天10g	制香附10g
竹茹12g	莲肉15g	猪苓15g	茯苓15g
白花蛇舌草15g			

服补肾养血、健脾利湿、清热解毒中药2月余，复查HPV转阴，TCT提示轻度炎症。月经仍逾期不行，BBT单相，在黄体酮胶丸撤退出血后于2008年4月20日枸橼酸氯米芬每日50mg促排，配合戊酸雌二醇每日1mg，停枸橼酸氯米芬18天，B超有优势卵泡，但未妊娠。5月24日起再次100mg/d促排卵，中药养血活血：当归10g，川芎10g，赤白芍各10g，鸡血藤15g，熟地10g，淫羊藿10g，柴胡10g，菟丝子20g，女贞子12g，制香附10g，茯苓15g，生甘草6g，覆盆子15g，炒扁豆15g，椿根皮10g。

停药6天B超子宫内膜0.9cm，右侧卵泡2.9cm×2.0cm，舌苔薄白，脉弦小。中药活血通络，理气促排卵：当归10g，川芎10g，皂角刺10g，水蛭6g，莪术10g，青陈皮各10g，丝瓜络12g，益母草15g，生黄芪15g，红花3g，柴胡10g，制香附10g。

服药3剂后卵泡排出，宫颈黏液检查可见椭圆体，阴道脱落细胞检查：表层细胞为主，部分成堆边卷。舌苔薄黄，脉弦小。中药补脾肾兼疏肝：菟丝子20g，山药15g，淫羊藿10g，当归10g，川芎10g，丹参15g，赤白芍各10g，鸡血藤15g，柴胡10g，制香附10g，茯苓30g，泽泻10g，木香6g。

2008年6月24日再次用枸橼酸氯米芬每日50mg促排卵，内膜不薄，仍未受孕。后通液检查输卵管不通，予养血和血中药口服，配合活血、温经通络中药外敷。内服方：当归10g，益母草15g，制香附10g，柴胡10g，赤白芍各10g，延胡索10g，败酱草10g，生黄芪15g，川续断12g，枳壳10g，生甘草3g。腹部外敷方：千年健15g，白芷10g，红花6g，桂枝10g，赤芍12g，莪术10g，路路通10g，王不留行10g，红藤20g，青陈皮各10g，徐长卿15g，生艾叶100g，透骨草100g。

2008年12月腹腔镜下双卵巢打孔，查双输卵管通畅。中药以补肾养血为法随症加减，2009年2月22日就诊时BBT上升17天，PRO：44.96nmol/L，HCG：247.60mIU/ml，证实妊娠，保胎治疗。

【按语】蔡老师认为PCOS辨证多为脾肾不足，痰瘀互阻或肝肾不足，阴虚火旺。该患者继发不孕1年余，月经稀发，量多，B超显示多囊样改变，舌质暗，脉弦，为脾肾不足兼血瘀之象。纵观整个疗程，以补脾肾，养血为基本治则，随症及月经周期化裁。卵泡早期加补肾填精之紫河车、炙龟甲促进卵泡发育。卵泡中晚期予补肾活血药促进卵泡生长、成熟，如紫河车、覆盆子、何首乌、鸡血藤、丹参。排卵期多加促排卵之丝瓜络、皂角刺、红花、王不留行等。黄体期酌加紫石英、淫羊藿等阳药，并配合山药、柴胡、香附等健脾疏肝理气之品以助黄体。经期针对月经量多、经期长以益气健脾、养血固冲为法。

该患者服枸橼酸氯米芬后卵泡发育好，内膜不薄，但促排卵3个周期均未妊娠，因此蔡老师建议患者做输卵管通液以查找原因，通液证实输卵管不通，所以在补肾的基础上活血通络并配合活血温经通络中药腹部外敷，促进局部血液循环，松解粘连，改善输卵管功能。后患者腹腔镜下卵巢打孔，该治疗可引起自发排卵或增加枸橼酸氯米芬的敏感性，还可了解盆腔及输卵管是否正常。该患者连续治疗17个月，出现排卵障碍、HPV感染、输卵管不通，病情复杂，治疗难得大，有时单用中药难以取效，因此中西并用，内服外用相结合取得满意疗效。

案7 王某某，29岁。2008年6月15日初诊。

主诉：原发2年未孕。

现病史：因不孕在外院就诊，诊断多囊卵巢综合征。

2007年11月曾服枸橼酸氯米芬促排卵，但内膜薄，服雌激素类药内膜增厚，仍未孕。现周期第10天，Lmp 6月6日，经期6天，经量很少，色暗，无腹疼，纳好，便调，Pmp 4月14日。LH/FSH＞4~5。TCT示中度炎症。否认传染病史，无药敏史。

经产史：13岁初潮，10~15/60~180天，妊0，夫未检查。

舌脉：舌质暗，苔微黄，脉弦小。

西医诊断：原发不孕，月经失调（多囊卵巢综合征）。

中医诊断：不孕症，月经稀发。

治法：补肝肾，固冲任。

方药：

生地12g	女贞子12g	旱莲草12g	太子参20g
麦冬10g	陈棕炭15g	菟丝子20g	何首乌12g
仙鹤草15g	怀山药20g	阿胶珠^{烊化}12g	枳壳10g

血止后服左归丸。

二诊：2008年6月29日。Lmp 6月6日，经期4天，量不多。现白带不多，舌苔薄黄，脉弦。妇检：外阴有少量类湿疣，宫颈圆小，有少量透明白带，子宫附件未见异常。

方药：

①内服药：

菟丝子20g	何首乌10g	女贞子12g	当归10g
白芍10g	山萸肉10g	山药20g	淫羊藿10g
黄精15g	生黄芪15g	丹参12g	紫河车10g
竹茹12g	柴胡10g	生地12g	陈皮10g

②阴部外洗药：

蛇床子15g	苦参12g	木贼草15g	马齿苋30g
白鲜皮10g	土茯苓12g	板蓝根12g	

三诊：2008年7月13日。月经未至，便干。B超：子宫内膜0.5cm，双侧卵巢无优势卵泡。舌苔薄黄，脉弦小。

方药：

炙龟甲^{先煎}15g	女贞子12g	菟丝子20g	何首乌10g
车前子^{包煎}10g	当归10g	鸡血藤15g	丹参12g
茺蔚子10g	覆盆子20g	黄精15g	淫羊藿10g
赤芍10g	白芍10g	紫河车6g	竹茹12g
柏子仁15g	知母6g	夏枯草6g	

再以养血补肾调经为法服药14剂，仍无月经来潮，BBT单相。

六诊时黄体酮撤退后枸橼酸氯米芬促排卵，50mg/d，连服5天，中药养血活血补肾，停枸橼酸氯米芬7天后B超：右侧卵泡1.9cm×1.9cm，子宫内膜0.9cm。舌苔薄黄，脉弦小。中药补肾健脾，助黄体：菟丝子20g，怀山药20g，莲肉15g，柴胡6g，佛手片10g，鹿角霜10g，生熟地各6g，制香附6g，紫河车10g，竹茹12g。

后再次依前法促排卵1周期，患者未妊娠。2008年12月起单纯以中药补肾养血调经治疗，周期第21天B超提示卵泡直径2.0cm，子宫内膜0.9cm。宫口有透明白带，结晶(++)，嘱患者同床。2009年2月1日经检查已妊娠。

【按语】患者原发不孕，月经稀发，经色黯，脉弦小为肝肾阴虚、冲任不足之象。

王冰曰："冲为血海，任主胞胎。"女子的月经和妊娠与冲任有密切的关系。叶天士《临证指南医案》曰："八脉隶乎肝肾。"因"肝肾内损，延及冲任奇脉"，冲任与肝肾有着密切的关系，肾气盛才能促使冲任通盛，故冲任之本在肾。冲为血海，肝主藏血，肝对冲脉血海有调节作用。肝位于下焦，其经脉与任脉并行腹里，肝所藏之血，可通过任脉输注于胞中，以调节月经和妊养胎儿。冲任与肝肾有着不可分割的关系，故调理冲任从调理肝肾入手。月经稀发、闭经有虚有实。虚证之中，多由肾阴不足，来源衰竭所致。《女科辑要笺正》指出："血不足而月事不至……宜滋养肝肾真阴，兼以宣络以疏达气滞，方是正本清源之治。"

方中生地、女贞子、旱莲草、何首乌、菟丝子补肝肾；怀山药补脾益阴，滋肾固精；太子参、麦冬益气养阴；陈棕炭、仙鹤草收敛止血；阿胶珠养血止血；枳壳理气，使补而不滞。出血患者阴虚，太子参、麦冬益气摄血养阴。血止后以左归丸滋阴补肾、填精益髓，促进卵泡发育。

二诊时患者仍未来潮，妇检见少量透明白带，考虑处于排卵前期，适当加温阳之品以助排卵，稍佐活血化瘀之品促进卵子顺利排出。竹茹清化热痰与理气调中、燥湿化痰之陈皮合用以防滋腻。黄芪、黄精易太子参、麦冬加强益气养阴之力。因妇检时发现有类湿疣，因此配合止痒抗病毒药物外洗。

三诊时患者仍未来潮，B超提示无优势卵泡，内膜薄。在原方基础上，加强补肾填精之力，蔡老师认为，填精才能促进卵泡发育、内膜增厚。同时以当归、鸡血藤、丹参、茺蔚子、赤白芍养血活血调经。患者便干、面部痤疮，而PCOS患者常有阴虚火旺，所以加夏枯草、知母、柏子仁清热泻火、滋阴润燥、通便。

六诊时患者已停经70余天，蔡老师认为其排卵可能性不大，患者也着急，因此用枸橼酸氯米芬促排卵。后应用枸橼酸氯米芬3个周期，但卵泡发育不好，内膜薄，故改用纯中药治疗而后妊娠。

纵观整个治疗过程，用枸橼酸氯米芬3个周期未孕，停药前后予中药补肾养血调经后反而妊娠，可能为枸橼酸氯米芬虽可诱发排卵，但受孕率不高，与其影响内膜发育等因素有关。

案8 陈某某，31岁。2008年8月13日初诊。

主诉：自初潮起月经错后，近2年余未避孕未孕。

现病史：12岁月经初潮，3~4/30~90天，8年前人流，工具避孕至2006年，近2年希望生育，诊断多囊卵巢综合征，表现为小卵泡，睾酮升高，服过3个周期达英-35。现周期第23天，Lmp 7月22日。纳眠好，便秘。无特殊病史，否认药敏史。

经产史：月经史同前，妊1产0，2000年人流，夫精液正常。B超：子宫内膜0.7cm，右侧卵巢可见1.1cm×0.9cm无回声区。

舌脉：舌薄白，质暗边齿，脉沉略滑。

西医诊断：继发不孕，月经不调（PCOS）。

中医诊断：不孕症。

辨证：肾虚血虚。

治法：补肾养血安神。

方药：

炙龟甲^{先煎}15g	何首乌10g	紫石英^{先煎}15g	当归10g
丹参15g	柴胡6g	鸡血藤15g	淫羊藿10g
肉苁蓉10g	柏子仁12g	赤芍10g	白芍10g
车前子^{包煎}10g	菟丝子20g	生黄芪12g	党参15g
玄参10g	合欢皮20g	玫瑰花10g	

二诊：2008年8月20日。周期第30天，Lmp 7月22日，BBT单相，B超可见左侧卵泡1.6cm×1.6cm，子宫内膜厚0.6cm。舌苔灰白舌质暗，脉弦小滑。嘱原方5剂，BBT上升或B超提示卵泡消失后服下方：

菟丝子20g	女贞子12g	何首乌10g	当归10g

芜蔚子 10g	鸡血藤 15g	怀山药 15g	竹茹 12g
紫河车 10g	淫羊藿 10g	肉苁蓉 10g	太子参 20g
白芷 10g	百合 15g		

三诊：2008年9月3日。周期第43天，Lmp 7月22日，BBT上升13天，今日下降，舌苔白稍厚，脉弦小。

方药：

①经期：养血活血，服四物颗粒。

②经后：补肝肾，疏肝养血。

炙龟甲[先煎]15g	何首乌 10g	菟丝子 20g	女贞子 12g
车前子[包煎]10g	芜蔚子 10g	红花 6g	生地 10g
熟地 10g	柴胡 10g	白芍 10g	淫羊藿 10g
鸡血藤 15g	当归 10g	肉苁蓉 10g	生甘草 3g

上方随症加减服用28剂，仍内膜薄，周期第43天内膜：0.6cm，以雌激素促使子宫内膜生长，戊酸雌二醇2mg/d，连服21天，后5天每日加服黄体酮胶丸200mg，下周期月经第5天起服枸橼酸氯米芬，每日50mg，B超检测有优势卵泡，嘱患者择期同床，后妊娠。

【按语】患者稀发排卵，睾酮升高，符合PCOS诊断。患者初潮起即月经失调，证属肾虚，以补肾养血为基本治法。卵泡期补肾养血促进卵泡发育，因舌暗有齿痕，兼有气虚血瘀之象，所以酌加党参、黄芪健脾益气，丹参、鸡血藤养血活血，因有便秘，所以加玄参、柏子仁润肠通便。黄体期以补脾肾为主，此时偏于补阳，加紫河车、淫羊藿、肉苁蓉、山药等。单纯中药治疗仍无月经来潮，B超提示内膜薄，考虑雌激素不足，所以雌孕激素人工周期治疗，然后再予枸橼酸氯米芬促排卵，才能取得满意疗效。

案9 胡某某，29岁。2006年12月26日初诊。

主诉：月经失调2年余，不孕1年余。

现病史：15岁初潮，半年后行第2次月经，后月经周期规律但量较多。近2年月经先后无定期，3~20/20~180天，量不多，无痛经。近几次月经：7/10~20天，量少，色淡，无腹痛。Pmp11月20日，经期5天，量少；Lmp 12月25日，量很少，色褐。去年起未避孕性生活正常，未孕。曾查LH/FSH>3，E_2 41.70pmol/L，PRO：0.73nmol/L，PRL：8.59μIU/ml，T：0.93nmol/L。现咽干，余无不适。无特殊病史，否认过敏史。

经产史：15岁初潮，孕0产0。配偶曾弱精，现正常。

舌脉：舌淡苔黄略腻，脉弦小。

西医诊断：月经失调（PCOS？），原发不孕。

中医诊断：月经不调，不孕症。

中医辨证：肝肾阴虚，冲任失调。

方药：黄体酮注射液每日20mg肌内注射。

二诊：2007年1月4日。1月1日来月经，前2天量多，腰痛，腹痛怕冷，现经少，症状减轻，口干，舌苔薄质嫩红，脉弦细。证属肝肾阴虚，冲任失调。治法：滋补肝肾，调冲任。

方药：

麦冬10g	枸杞子20g	沙参20g	女贞子10g
旱莲草10g	菟丝子20g	白芍15g	山药20g
山萸肉10g	车前子10g	淫羊藿10g	炙甘草6g
枳壳10g	马齿苋20g		

三诊：2007年1月23日。周期第23天，BBT单相，希望生育。舌苔薄黄质红，脉弦细。今日B超：子宫内膜1.1cm，两侧卵巢多囊样改变。妇科检查：宫颈光，子宫后倾后屈、常大、活动欠佳，双附件未见异常。宫颈黏液结晶（±），阴道脱落细胞涂片：表中层细胞，形小，CI5%，背景清。

方药：

知母10g	炙龟甲^{先煎}15g	生地10g	熟地10g
何首乌10g	紫石英^{先煎}15g	菟丝子20g	女贞子12g
巴戟天10g	丹参15g	当归12g	绿萼梅10g
山药15g	炒扁豆15	柴胡6g	生甘草3g

四诊：2007年2月1日。少量透明白带，梦多。Lmp 1月1日，经期8天。舌苔薄白腻，舌尖红，边齿，脉弦小。宫颈黏液结晶（++～+++），阴道脱落细胞涂片：中表层，形小，可见底层。

方药：原方去绿萼梅、柴胡加紫河车10g、炒枣仁15g、生黄芪15g。

五诊：2007年2月8日。1月12日B超：子宫内膜0.9cm，双侧卵巢多囊样改变。白带减少，口苦。舌苔薄白质嫩，脉细。服养血补肾片、麦味地黄丸。

六诊：2007年2月13日。周期第43天，BBT无明显双相，白带少，乳头痛。舌苔薄黄，脉弦。宫颈黏液结晶（++~+++），阴道脱落细胞涂片：中表层细胞，可见底层。服养血补肾片及左归丸。

以补肝肾、养血治疗，患者仍无月经，后以黄体酮撤退出血后枸橼酸氯米芬50mg/d及100mg/d各1周期，均在第8天加服妊马雌酮0.625mg/d，服药后均BBT单相，B超提示为小卵泡，无优势卵泡。7月26日起第3周期服加量到150mg/d，周期第8天加妊马雌酮0.625mg/d×7天。周期第16天B超内膜1.1cm，左侧卵泡1.3cm×0.8cm，已有透明白带，眠好转，舌苔淡黄白边齿，脉弦。治予补脾肾、疏肝助孕。

方药：

党参20g	白术12g	茯苓30g	甘草6g
当归10g	川芎10g	赤芍6g	白芍6g
熟地10g	丹参15g	鹿角霜12g	紫河车6g
竹茹12g	菟丝子20g	鸡血藤15g	柴胡6g
夜交藤30g			

3剂，水煎服。

周期第19天B超：子宫内膜1.2cm，右侧卵泡3.0cm×2.9cm，左侧卵巢4.2cm×2.4cm，内见卵泡1.3cm×1.1cm，开始注射尿促性素（HMG），4天共注射5支，8月13日（周期第14天）B超：内膜0.9cm，右卵巢3.3cm×2.4cm，内见卵泡1.7cm×1.2cm，左卵巢4.8cm×2.8cm，内见卵泡1.9cm×1.4cm，患者无腹胀等不适，舌苔薄白质暗，脉弦。中药养血活血、通络促排卵：当归10g，川芎10g，赤白芍各10g，白术10g，茯苓15g，泽泻10g，菟丝子20g，红花6g，柴胡10g，皂角刺6g，桃仁6g，川牛膝10g。8月16日（周期第21天）B超：内膜1.1cm，右卵巢3.0cm×2.9cm，内见卵泡1.2cm×1.0cm，左卵巢4.4cm×3.5cm，内见卵泡2.4cm×2.0cm，当日予绒毛膜促性腺激素（HCG）3000u肌内注射。患者腹胀坠，乳头痛，白带多透明，舌苔薄白质嫩，脉弦。结晶（++ ~+++），原方加穿山甲15g，服至卵泡破。

患者9月2日来月经，量中，有血块，再次按以上方案促排卵仍未妊娠。实验室检查睾酮偏高，于2007年12月至2008年3月服"达因–35"中药补肝肾调冲任，服药期间月经量色均正常，再次促排卵仍未妊娠。

2008年6月12日起每日服枸橼酸氯米芬100mg/d，连服5天，同时加地塞米松0.5mg，1次/日，周期第15天B超：子宫内膜0.9cm，右侧优势卵泡

2.0cm×1.5cm。卵泡破后服：菟丝子20g，何首乌10g，当归10g，白芍10g，山药15g，山萸肉10g，川续断12g，熟地10g，柴胡10g，佛手片10g，紫河车10g，竹茹12g，砂仁3g（后下），茯苓15g，陈皮10g。2008年7月24日第四十一诊时证实妊娠，后产一女。

【按语】患者因PCOS不孕诊治，输卵管通，首先单纯中药调理未果。后在中药治疗同时应用枸橼酸氯米芬促排卵5个周期，前2次用量分别为每日50mg，100mg，后3次均为每日150mg，同时配合雌激素，最后3个周期配合注射尿促性素（HMG）、绒促性素注射液，仍未受孕。其间2007年12月起服"达因-35"3个周期，以期降低雄激素提高受孕几率。"达英-35"为含有35μg炔雌醇（EE）和2mg醋酸环丙孕酮（CPA）的一类口服避孕药（OCP），常用于治疗多囊卵巢综合征（PCOS），其作用主要是通过抑制黄体生成素（LH）、减少卵巢雄性激素的分泌、阻断外周靶器官雄激素的作用，改善雄激素症候群，从而促使临床症状的改善。经上述治疗患者仍未妊娠。在第6个枸橼酸氯米芬促排卵周期中，同时每日口服地塞米松0.5mg，中药补肾养血，B超监测患者卵泡发育好，内膜不薄，适时HCG及补肾养血、活血通络之中药促排卵，排卵后补肾养血助黄体，患者治疗19个月终于如愿妊娠。

地塞米松可降低雄激素水平，改善枸橼酸氯米芬反应。有研究表明地塞米松联合枸橼酸氯米芬对枸橼酸氯米芬抵抗的PCOS患者可提高排卵率和妊娠率。从这个病案可以看出蔡老师衷中参西、力求实效的临证思想。蔡老师在临床中，吸取现代科学的诊治手段，借以提高临床疗效，这一思想贯穿于整个临床过程。

案10 张某，29岁。2006年11月5日初诊。

主诉：自初潮起月经失调、结婚2年余未孕。

现病史：15岁初潮起即月经稀发，7天/2~3个月，量多。结婚后曾有阴道出血4个月，服药才止。2005年10月亦阴道出血2月余。Lmp 11月4日；Pmp 10月22日，经期4天，量少；再上次10月17日，经期5天，量中；10月8日，经期4天；8月3日，经期1个月。曾服过黄体酮。体胖，平时腰腹痛。曾查LH/FSH>2，血糖增高（具体不详）。无特殊病史及过敏史，月经史见前，妊0。

舌脉：苔黄质暗，脉软。

西医诊断：月经失调（PCOS？），原发不孕。

中医诊断：不孕症。

辨证：气血亏伴有痰湿。

治法：补气血兼化痰祛湿。

方药：

生黄芪20g	党参20g	益母草30g	马齿苋30g
枳壳12g	陈棕炭15g	茜草根10g	苍术6g
白术6g	浙贝母10g	炒扁豆15g	莲心1.5g

炒蒲黄[包煎]10g

5剂，水煎服。嘱从11月8日起服枸橼酸氯米芬5天，每日50mg。

二诊：2006年11月19日。服枸橼酸氯米芬第7天（前日）B超：左侧卵泡1.1cm×1.0cm，子宫内膜0.5cm。昨起腰腹疼，舌尖红苔薄白，脉沉小。

方药：

①戊酸雌二醇片0.5mg/d，服7天。

②中药：

菟丝子20g	何首乌10g	茺蔚子10g	车前子[包煎]10g
女贞子10g	枸杞子15g	当归10g	白芍12g
生地10g	熟地10g	沙参15g	桑白皮10g

炒扁豆15g

三诊：2006年11月26日。11月25日B超：子宫内膜0.9cm，未见优势卵泡，无透明白带。舌苔薄白，脉沉小。治法：养血益肾调经。

方药：

当归10g	白芍12g	山药20g	山萸肉10g
生地6g	熟地6g	菟丝子20g	女贞子15g
淫羊藿10g	车前子[包煎]10g	石斛6g	沙参20g
桑白皮10g	生甘草6g		

四诊：2006年12月10日。周期36天，BBT上升14天、下肢瘫2w（晨起4~5点发作），大便2~3次/日，不成形。舌苔薄白，脉沉小。尿HCG阳性。

治以补肾健脾安胎。

菟丝子20g	覆盆子15g	桑寄生15g	川续断12g
白芍15g	苏梗10g	莲肉15g	佛手片10g
生甘草3g	炒扁豆15g	黄芩6g	

后患者于2007年8月13日剖腹产男婴3.25kg，妊娠后期出现糖尿病。

【按语】患者初潮起即月经稀发，为先天之本不足，即肾虚。后月经量多，甚至功能失调性子宫出血，为脾气虚不摄，失血日久，则气血两虚。患者形体胖，腰疼，不孕，脉软亦为脾肾两虚、气血不足之象。脾肾不足，水液失于输布，停留体内，日久凝聚成痰，痰湿壅滞，气机不畅，冲任不通，致月事不调、不孕。正如《傅青主女科》所云："妇人有身体肥胖，痰涎甚多，不能受孕者……乃脾土之内病也……夫脾本湿土，又因痰多，愈加其湿，脾不能受，必浸润于胞胎，日积月累，遮隔子宫，不能受精也。"

因患者初诊时正值月经第2天，之前几次月经提前，经期延长，所以治以补气血兼化痰祛湿，固冲以防经期过长。平素补肝肾养血促进卵泡发育，经治疗患者妊娠。

案11 肖某，31岁。2008年1月6日初诊

主诉：月经错后自初潮起，未避孕希望怀孕2年。

现病史：患者自14岁月经初潮起即错后，7/40~45天，结婚2年未避孕至今未孕。B超示双侧卵巢多囊样改变，曾服中药治疗。刻下症见：疲乏，气短，腰疼，烦躁。纳眠可，二便调。Lmp 11月13日，经期5天，量中少，色正。无特殊病史及过敏史，孕0，配偶精液正常。

舌脉：舌质淡，苔薄白，边齿，脉沉小。

西医诊断：PCOS，原发性不孕。

中医诊断：不孕症，月经失调。

中医辨证：脾肾两虚。

治法：补肾佐以益气调经。

方药：

菟丝子20g	女贞子12g	车前子^{包煎}10g	怀山药15g
生熟地各6g	枸杞子12g	党参20g	白术12g
淫羊藿6g	肉苁蓉10g	当归10g	丹参15g

| 鸡血藤15g | 皂角刺6g | 柴胡10g | 合欢皮20g |

二诊：2008年1月20日。服上药14剂，月经未至，白带透明，3天前B超：子宫内膜0.6cm，无优势卵泡。BBT单相，尿LH弱阳。舌苔薄黄质暗，脉沉软。治法：养血补肾调经。

方药：

当归10g	白芍10g	丹参15g	鸡血藤15g
何首乌10g	菟丝子20g	覆盆子20g	茺蔚子10g
鹿角片2g	肉苁蓉10g	女贞子12g	制香附10g
柴胡10g	生黄芪15g	炙甘草6g	

三诊：2008年2月19日。周期第16天，Lmp 2月4日，以往7/40~45天。现BBT单相，带少，B超子宫内膜0.7cm，右侧卵泡1.1cm×1.0cm。舌苔薄白尖红，脉弦小。

方药：

菟丝子20g	女贞子15g	车前子^{包煎}10g	枸杞子15g
山药20g	炙龟甲^{先煎}15g	生地10g	熟地10g
何首乌10g	巴戟天6g	紫河车6g	生黄芪10g
制香附6g	柴胡6g	炙甘草6g	红花3g

四诊：2008年2月24日。周期第21天，BBT单相，透明白带少，左下腹隐痛，舌苔薄白，脉沉弦左软。

方药：

炙龟甲^{先煎}15g	何首乌10g	生地10g	熟地10g
菟丝子20g	紫石英^{先煎}15g	肉苁蓉10g	淫羊藿10g
当归10g	茺蔚子10g	白芍12g	制香附10g
紫河车10g	鸡血藤15g	竹茹12g	

服药30余剂，2008年5月18日月经来潮，此周期枸橼酸氯米芬每日50mg促排卵，周期第19天有透明白带，尿LH阳性，B超检测有优势卵泡1.8cm×2.1cm，宫颈黏液结晶（+++），阴道脱落细胞表层为主，CI 10%，舌苔薄白尖红，脉弦。肌内注射HCG 5000u，治以养血活血、理气通络。

方药：

| 当归10g | 川芎10g | 丹参15g | 熟地10g |
| 赤芍10g | 白芍10g | 菟丝子20g | 红花3g |

桃仁10g   柴胡6g   皂角刺10g   丝瓜络12g

后证实妊娠。

【按语】患者自初潮起月经稀发，不孕，疲乏，气短，腰疼，烦躁，舌质淡，苔薄白，边齿，脉沉小为脾肾两虚兼肝郁之象。肾精亏虚、肾阳虚惫则卵泡发育迟滞；肾阳不足，推动无力，卵泡成熟、排出困难。脾失健运，水谷精微不能化生血液，则月经稀少。方中菟丝子、女贞子、车前子、淫羊藿、肉苁蓉补肾之阴阳；山药补脾肾；党参、白术健脾益气；当归、生熟地、当归、丹参、鸡血藤、皂角刺养血活血通络，促进卵泡成熟、排出。因长期不孕压力大，烦躁，柴胡、合欢皮疏肝解郁。

因患者求子心切，所以配合枸橼酸氯米芬促排卵。卵泡期中药在补脾肾基础上加补肾填精、活血之品促进卵泡发育。当B超监测优势卵泡长大至1.8cm左右，养血活血、疏肝通络促使卵泡排出。黄体期补脾肾养血助孕。

在药物治疗的同时，通过BBT、尿LH及B超检测排卵，指导患者适时同房，中西医结合治疗收到较好疗效。

案12　王某，28岁。2007年5月8日初诊。

主诉：月经稀发5~6年，现停经3月余，希望怀孕5年。

现病史：12岁初潮，月经5/30天，量适中。18岁后量较少，22岁后月经5/30~90天，经量递减。曾患过荨麻疹，用抗过敏药后停经，后复经。Lmp 1月23日，为点滴出血，Pmp 2006年12月。结婚5年，未避孕未孕。查过PRL偏高，服过中药，效不显。平时心烦，燥热汗出，纳眠好。身高158cm，体重75kg。孕0，夫精液正常。B超：双侧卵巢多囊样改变，子宫内膜0.6cm。LH：20.63mIU/ml，FSH<0.100mIU/ml，E_2：116.2pmol/L，T：0.63nmol/L，P：0.25nmol/L，PRL：275μIU/ml，TSH：5.67μIU/ml。

舌脉：舌质嫩，舌质淡，苔灰白厚，脉沉小滑。

西医诊断：PCOS，原发不孕。

中医诊断：月经失调，不孕症。

辨证：肾虚血亏，冲任失调。

治法：补肾养血调冲任。

方药：

菟丝子20g   覆盆子20g   女贞子12g   枸杞子15g

车前子^{包煎}10g	当归10g	丹参15g	鸡血藤15g

车前子^{包煎}10g　　当归10g　　　　丹参15g　　　　鸡血藤15g

淫羊藿10g　　　赤芍10g　　　　白芍10g　　　　柴胡10g

炒麦芽30g　　　丹皮10g　　　　百合30g　　　　泽兰10g

川牛膝10g　　　生甘草10g

二诊：2007年5月15日。患者无明显白带，偶有白痰。舌脉：舌体胖，苔薄黄，脉沉小滑。妇科检查：宫颈轻度糜烂，子宫、附件未见异常。宫颈黏液结晶（+++），阴道脱落细胞涂片：表层细胞平铺稀排，CI 40%，背景清。继服上方。

三诊：2007年6月12日。服中药4w后6月2日来月经，经期5天，量中少，色红，腹隐痛。今日周期第11天，有少量透明白带。舌脉：舌淡红，苔淡黄白。脉弦小滑。治宗前法。

方药：

炙龟甲^{先煎}15g　知母6g　　　　黄柏6g　　　　生地10g

熟地10g　　　　当归10g　　　　山药30g　　　　菟丝子20g

覆盆子20g　　　女贞子15g　　　枸杞子15g　　　肉苁蓉10g

白芥子10g　　　茯苓30g　　　　竹茹12g　　　　淫羊藿10g

甘草6g

四诊：2007年6月28日。BBT仍单相，近偶有透明白带，痰多，心烦，眠尚好。舌脉：舌苔淡黄，脉沉小滑。治法：补肾化痰，疏肝调经。

方药：

菟丝子20g　　　覆盆子20g　　　山萸肉10g　　　淫羊藿10g

浙贝母10g　　　茯苓30g　　　　陈皮10g　　　　柴胡10g

白芥子10g　　　赤芍10g　　　　白芍10g　　　　莲子心1.5g

制香附10g　　　紫石英^{先煎}15g　生黄芪20g　　　当归10g

鸡血藤20g

五诊：2007年7月10日。周期第38天，BBT单相，尿LH弱阳，白带少，有痰。舌脉：舌质嫩，苔薄黄，脉滑。

方药：

党参30g　　　　白术15g　　　　茯苓30g　　　　法半夏6g

浙贝母10g　　　白芥子10g　　　陈皮10g　　　　紫河车10g

女贞子12g　　　竹茹12g　　　　怀山药30g　　　丹参15g

赤芍10g　　　　白芍10g　　　　车前子^{包煎}10g　　　淫羊藿10g

生甘草6g

六诊：2007年8月14日。Lmp 8月6日，经期5天，量色正常，少量血块，无腹痛。经常咽痛，口不干，便调。舌脉：舌质嫩，舌苔淡黄。脉沉滑。治法：补肾养血调冲任。

方药：

菟丝子20g　　　覆盆子20g　　　枸杞子15g　　　山萸肉10g

车前子^{包煎}10g　　生地12g　　　　女贞子12g　　　怀山药20g

当归10g　　　　丹参15g　　　　木蝴蝶6g　　　百合15g

佛手片10g　　　白芍12g

七诊：2007年8月21日。周期第13天时B超：子宫内膜1.1cm，右侧优势卵泡2.1cm×2.1cm，今日B超已排卵。舌脉：舌质嫩，苔薄白，脉弦。治法：补肝肾，滋冲任。

方药：

菟丝子20g　　　桑寄生15g　　　女贞子12g　　　枸杞子15g

当归10g　　　　白芍12g　　　　紫河车10g　　　竹茹12g

肉苁蓉10g　　　制香附10g　　　佛手片10g　　　川续断12g

八诊：2009年3月4日。上述中药服1个半月，月经规律，此后一直月经5/30天，量色正常，BBT双相，高温>12天。2008年5月妊娠，外伤致流产，此时胎儿发育正常。

【按语】患者月经稀发渐至停经，不孕，心烦，烘热汗出，脉沉小为肾虚血亏之象。肾精亏虚，无精化血，精血匮乏，月经源流衰少，冲任失养，血海不盈，月经由后期量少而渐至不行。正如《医学正传》所云："月经全赖肾水施化，肾水既乏，则经血日以干涸……渐而至于闭塞不通。"阴虚阳亢，虚火内盛则五心烦热，水不涵木，肝阳偏亢则心烦。治疗以补肾养血以资其源，兼用活血补血之品以畅其流，如《女科辑要笺正》指出："血不足而月事不至……宜滋养肝肾真阴，兼之宣络以疏达气滞，方是正本清源之治。"患者服用4w后月经来潮、有透明白带，仍宗前法，加炙龟甲、熟地加强补肾填精养血之力。龟甲为血肉有情之品，其补益作用非金石草木可比，龟得天地之阴最厚，善通任脉，故取其甲补血、补肾。四诊时患者痰多，因此去熟地、龟甲等以防滋腻，加茯苓、陈皮、浙贝母、白芥子健脾利湿化痰。经治疗患者B超检测有排卵，BBT双相，高温相>13天，子宫内膜1.1cm，后患者如愿妊娠。

本案在补肾的基础上予以养血活血调经，可以达到促进卵泡发育、恢复正常排卵功能，纠正黄体功能不全，建立起正常月经周期的目的，为受孕创造条件，如《妇科要旨·种子》曰："种子之法，即在于调经之中。"

六、跟师体会：灵活运用人工周期

"中药人工周期疗法"是从中医生殖有赖于肾气—天癸—冲任—胞宫之间的平衡为理论依据，以补肾为主要治疗法则，结合现代医学性腺轴中的卵巢周期的四个阶段（卵泡期—排卵期—黄体期—月经期）给予周期性用药。利用月经周期不同阶段阴阳转化的规律，灵活应用补肾滋阴、温阳法，使阴阳适时转化，胞宫藏泻有序。

蔡老师运用中药人工周期的特点是不拘泥于各期的天数，在前人的基础上发挥，根据患者情况灵活运用。

第三节　养血和血、理气止痛治疗痛经

痛经是妇女正值经期或经行前后，出现周期性小腹疼痛，或痛引腰骶，甚至剧痛昏厥者。西医将痛经分为原发性痛经和继发性痛经。原发性痛经是指生殖器官无器质性病变者，以青少年多见。而由于盆腔器质性疾病，如子宫内膜异位症、子宫腺肌症、子宫肌瘤、子宫内膜息肉、子宫颈粘连、盆腔炎症或宫颈狭窄等所引起的痛经属继发性痛经，多见于育龄期妇女。

痛经的痛感属多源性，由子宫收缩异常，子宫缺血、缺氧，性激素周期性变化和子宫峡部神经丛的刺激等因素所致。

目前痛经的治疗药物主要是非甾体抗炎药、选择性环氧化酶抑制剂、避孕药等，这些药物可以迅速有效缓解痛经症状，但有消化道、心脏或肝肾等不良反应，或对正常机体代谢平衡有影响，因而其临床应用具有明显的局限性。

蔡老师以养血和血、理气为基本原则治疗痛经，辨证辨病相结合，分阶段调理，取得较好的疗效。

一、痛经的病因病机

痛经为病，有七情、六淫、内损等不同病因，但其发病又与素体因素及

经期生理和致痛病因有密切关系。痛经发病有虚有实，"妇人以血为基本"（《景岳全书·妇人规》），其气血特点常处于"有余于气，不足于血"的特殊状态，经期或经期前后，由于血海由满盈而泻至暂虚，气血变化较平时急骤，病因与气血相干，导致冲任气血运行不畅，胞宫气血流通受阻，或冲任、胞宫失于温煦濡养，故发为以疼痛为主症的痛经病证，这在发病机制上便与他病之痛证的发生有所不同，既属瘀滞亦常兼不足，所以痛经"挟虚者多，全实者少"。可见，痛经者不仅有"不通则通"，亦有"不荣则痛"。

二、养血和血、理气止痛为基本治则

蔡老师治疗痛经，以"养血和血、理气止痛"为基本原则，养护精血为根本，在此基础上，理气、散寒、止痛，自拟"和血调气止痛汤"基本处方组成：当归、川芎、白芍、吴茱萸、小茴香、栀子、延胡索、桂枝、丹参、砂仁、黄芪。方中当归补血养血；川芎入血分理血中之气；芍药敛阴养血，既用其柔肝止痛之功，又取其养血调经之效。上三药补血而不滞血，行血而不破血，补中有散，散中有收，构成治血要剂，痛经虚中有滞者可各得其所，虚者以白芍养阴敛血，滞者以当归、川芎行气血。延胡索具辛散温通之性，既能活血又能行气，具有良好的止痛功效；小茴香、吴茱萸能温补冲任、散寒止痛；桂枝温通血脉，通络止痛；丹参、砂仁活血祛瘀、行气温中；黄芪补脾肺之气。诸药合用，共奏养血和血、温经行气止痛之功。

临证加减：气虚者予健脾益气，加党参、山药、白术等。肝肾不足者加菟丝子、女贞子、何首乌、山萸肉等补益肝肾；怕冷、得温痛减等寒凝者加艾叶、肉桂、附子等温经散寒止痛；下焦湿热加车前草、薏苡仁、黄柏、苍术、败酱草等清热利湿；量少者加刘寄奴、五灵脂、川牛膝活血化瘀、引血下行；量多者加三七、茜草根、蒲黄炭等祛瘀止血；阴虚者加麦冬、生地；胀痛者可加乌药、香附；肛门下坠者加柴胡、升麻。

三、辨病与辨证相结合

蔡老师治疗痛经谨守辨证与辨病相结合的原则。原发痛经者多属肾气未充，平素在养血和血的基础上酌加补肾之品，可以四物汤加归肾丸调治。继发痛经以子宫内膜异位症和盆腔炎多见。

子宫内膜异位症是由于子宫内膜生长在子宫腔以外的部位的一种病变，这些有活性的子宫内膜随月经周期而出现周期性出血，此为离经之血、瘀血，瘀血凝结则有块，"不通则痛"，因此该病以"瘀阻胞宫"为基本病机，以活血化瘀、止痛为基本治法，瘀久积而成癥者，又当"消癥散结"。常用药：生黄芪、女贞子、山萸肉、丹参、赤芍、莪术、马鞭草、鸡内金、威灵仙等。慢性盆腔炎为女性生殖器官及其周围结缔组织、盆腔腹膜发生慢性炎症性疾病。中医认为本病多为邪热余毒残留，与冲任之气血相搏结，病久损伤正气，耗伤气血，虚实夹杂，因此在辨证的基础上酌加清热解毒、化瘀利湿之品以祛邪，如红藤、蒲公英、椿根皮、茵陈、败酱草、萆薢、车前草等。同时补气扶正以提高免疫力，如黄芪、女贞子、知母等。

四、配合外治法

子宫内膜异位症、盆腔炎患者也可配合中药保留灌肠、腹部外敷以提高疗效。徐大椿在《医学源流论》中阐述了中医外治法的作用机制："外治法，闭塞其气，使药性从毛孔而入膜理，通经贯络，在皮肤筋骨之间，较服药尤捷"。中药腹部外敷，借药力及热度使局部血液及淋巴循环加强，改善组织营养状况，协同中药口服达到活血化瘀、消癥散结的治疗目的。应用活血化瘀、芳香辛窜类药物如白芷、当归尾、鸡血藤、千年健、桂枝、红花、红藤、威灵仙、透骨草、艾叶等为基本方，结合辨证加减。保留灌肠法具有吸收快、药效发挥迅速的特点，根据辨证分别用活血化瘀消癥或清热利湿化瘀药物，常用徐长卿、威灵仙、赤芍、皂角刺、没药、马鞭草、鸡血藤等药。需要注意的是经期、急性炎症期停用外敷及灌肠药。

五、典型医案

案1 徐某，32岁。2007年9月2日初诊。

主诉：痛经3~4年，希望生育。

现病史：患者近3~4年经期腹痛明显，伴恶心、呕吐、怕冷，第1~2天经量较多，有血块，经前时有乳胀。在外院诊为子宫内膜异位症。Lmp 2007年8月6日。现月经周期30天。平素症见：疲乏、时有腹胀、便溏、肛门下坠感。经产史：孕1产0，2007年6月18日自然流产。妇科检查：外阴已婚未产型，外阴皮肤色泽正常，阴道通畅，宫颈下唇轻度糜烂，子宫后倾后屈，常大，无压痛，附件未扪及包块，无压痛。在外院经宫腔镜检查诊为子宫内膜异位症。

舌脉：舌质暗红，苔薄白，脉弦。

西医诊断：痛经，子宫内膜异位症。

中医诊断：痛经。

辨证：脾肾虚，伴气滞血瘀。

治法：平时补脾肾，佐以养血化瘀。

方药：

（1）平时服：

①内服药：

党参20g	山药15g	莲肉15g	扁豆15g
菟丝子20g	女贞子15g	当归10g	丹参15g
莪术10g	生黄芪15g	威灵仙10g	鸡内金10g
升麻3g	柴胡6g		

②腹部外敷药：

千年健10g	白芷10g	当归尾10g	川椒10g
桂枝10g	威灵仙20g	艾叶100g	青陈皮各10g

（2）经期：养血和血，温经止痛，和胃。

方药：

当归10g	川芎6g	赤芍10g	白芍10g
熟地10g	桂枝6g	没药6g	小茴香6g
吴茱萸3g	延胡索15g	砂仁6g	枳壳10g
升麻3g	鸡内金10g	焦三仙各30g	栀子3g
生黄芪15g			

二诊：2007年9月23日。Lmp 9月13日，经期5天，腹痛较前明显减轻，有血块，疲乏，无肛门下坠感。舌质淡暗，苔薄白，脉弦。治法同前，上方去柴胡、升麻。

随症加减治疗8月余，经期腹痛明显减轻，量色正常。疲乏、腹胀、便溏等症明显减轻。2008年6月8日BBT上升19天，食欲差，诊为早孕，予补肾健脾、和胃助胎长。

方药：

党参20g	白术10g	莲肉12g	山药15g
生黄芪15g	菟丝子20g	女贞子12g	生地10g
当归10g	白芍12g	佛手片10g	陈皮10g

【按语】此患者的治疗采用辨病与辨证相结合、分阶段调理、内服外敷相结合，多途径用药。

（1）辨病与辨证相结合：该患者痛经源于子宫内膜异位症，蔡老师认为该病以"瘀血阻滞胞宫"为基本病机，治当"活血化瘀"、"消癥散结"。现代药理研究表明，活血化瘀中药有改善盆腔血管流量、流入时间指数等血流动力学作用，能调节子宫平滑肌运动，降低经血和子宫内膜前列腺素合成的作用。在确定基本病机的同时，亦需辨证审因，灵活运用。根据病史、疼痛的部位、性质及伴随症状，舌苔、脉象寻求血瘀的成因，如气滞、寒凝、肾虚、脾虚、热灼等，辨证论治。该患者有自然流产史，症见痛经，月经量较多，量多时疼痛明显，有血块，伴恶心、呕吐，经前时有乳胀。平素疲乏、便溏、腹胀、肛门下坠感。舌质暗红，苔薄白，脉弦。四诊合参，该患者病机为"脾肾虚、气滞血瘀"。

（2）分阶段调理：平素治疗辨证求因而治本，治以补脾肾、养血活血，并加莪术破血消癥。党参、山药、莲肉、扁豆、菟丝子、女贞子补脾肾；黄芪补气，当归、丹参养血活血；莪术行气破血、消积止痛；鸡内金健补脾胃，为消化瘀积之要药。张锡纯用之治女子癥瘕。柴胡与升麻同用，调达肝气，升清阳之气而举陷。

经期以养血和血、理气温经止痛为基本原则。当归、熟地补血养血；川芎入血分理血中之气；芍药敛阴养血。上4味药补血而不滞血，行血而不破血，补中有散，散中有收，构成治血要剂。延胡索秉辛散温通之性，既能活血又能行气，具有良好的止痛功效。历代医家对延胡索的止痛功效都十分推崇，如《雷公炮炙论》称："心痛欲死，速觅延胡。"《本草正义》载："延胡索，能治内外上下气血不宣之病，通滞散结，主一切肝胃胸腹诸痛……"小茴香、吴茱萸能温补冲任、散寒止痛；桂枝温经通络止痛；丹参、砂仁活血祛瘀、行气温中止痛，同时因熟地质地滋腻，在使用时宜配伍砂仁，这样可免除滋补药妨碍消化，可谓一举两得；黄芪补脾肺之气，以裕生血之源；枳壳行气宽中除胀，气行则血行；栀子清热泻火，佐使温热药调和阴阳；没药活血止痛；鸡内金、焦三仙运脾消食和胃，鸡内金又可活血消癥；升麻升提，治疗肛门下坠。诸药合用，共奏养血和血、温经行气止痛之功。

（3）配合中药腹部外敷，提高疗效。徐大椿在《医学源流论》中阐述了中医外治法的作用机制："外治法，闭塞其气，使药性从毛孔而入膜理，通经贯络，在皮肤筋骨之间，较服药尤捷"。应用活血理气，温经通络中药腹部外敷，借药力及热度使局部血液及淋巴循环加强，改善组织营养状况，协同中药口服达到活血化瘀、消癥散结的治疗目的。

应用中药治疗痛经的优势在于：通过养血和血、调理气血等既可止痛，又可使部分患者得到预防和根治。使月经不调、盆腔炎、子宫内膜异位等病得到治疗，不仅缓解了疼痛，而且起到调经、助孕的作用。

案2　马某，30岁。2007年1月21日初诊。

主诉：同居5年，痛经4年，希望生育3年，未孕。

现病史：结婚5年，工具避孕2年，近3年未避孕未孕。月经规律，3~5/25~28天，量不多，近4年痛经重，伴恶心，时有呕吐，排出膜状物后痛缓解，色黑、质稠，经期及平时怕冷，便溏。现周期第24天，Lmp 2006年12月28日，Pmp12月1日，BBT双相不明显（服枸橼酸氯米芬后）。2006年HSG示：双侧输卵管通畅，伞端粘连。无特殊病史。夫精液正常。

经产史：13岁初潮，月经3~5/28天，妊0。

舌脉：舌苔薄白质暗，脉沉小。

西医诊断：原发不孕，继发痛经。

中医诊断：不孕症，痛经。

辨证：脾肾不足伴气虚血滞。

治法：补益脾肾佐以益气活血。

方药：

①经期方：

当归10g	赤芍10g	白芍10g	制香附10g
益母草15g	枳壳10g	生蒲黄（包煎）10g	五灵脂10g
没药6g	小茴香10g	淡吴萸3g	桂枝6g
砂仁（后下）6g	生黄芪15g	炒白术15g	焦三仙各30g

生甘草6g

②平时方：

| 菟丝子20g | 覆盆子20g | 女贞子12g | 车前子^{包煎}10g |

菟丝子20g　　　覆盆子20g　　　女贞子12g　　　车前子^{包煎}10g

当归10g　　　鸡血藤15g　　　紫石英^{先煎}15g　　　巴戟天10g

补骨脂6g　　　山萸肉10g　　　炒白术10g　　　鸡内金10g

生黄芪15g　　　制香附10g　　　紫河车6g　　　竹茹12g

③腹部外敷药：

千年健15g　　　白芷10g　　　桂枝10g　　　川椒6g

路路通12g　　　威灵仙15g　　　归尾12g　　　青皮10g

陈皮10g　　　徐长卿15g　　　鱼腥草30g　　　生艾叶100g

透骨草100g

二诊：2007年2月11日。Lmp 1月22日，后4天量少色淡，第1~2天质稠色深褐，痛经明显，但较以往痛经减轻，排出膜状物后痛缓解，现BBT上升7天，平时便溏，1~2次/日，纳好，2月5日（周期第15天）B超：子宫内膜1.1cm，右侧卵泡从2.4cm×1.9cm缩小至1.9cm×1.6cm。舌苔根黄，脉沉软。治法：前法出入。

方药：

菟丝子20g　　　淫羊藿10g　　　当归10g　　　鹿角片3g

川续断12g　　　紫河车6g　　　竹茹12g　　　补骨脂10g

木香6g　　　莲肉15g　　　鸡内金10g　　　炒白术12g

茯苓15g　　　党参15g　　　生甘草3g

7剂，水煎服。

继续外敷2日。经期：1月21日原方没药改10g，加延胡索12g。

三诊：2007年3月4日。Lmp 2月19日，经期3天，量中，腹痛，便溏，B超：子宫内膜1.1cm，右侧卵泡1.5cm×1.5cm。舌苔薄黄腻，脉弦小。治法：养血活血，健脾益肾。

方药：

丹参20g　　　益母草15g　　　川芎10g　　　生黄芪15g

党参20g　　　炒白术12g　　　莲肉15g　　　鸡内金10g

补骨脂10g　　　吴茱萸3g　　　台乌药10g　　　红花3g

菟丝子20g　　　淫羊藿10g

3剂，水煎服。

四诊：2007年3月8日。周期第18天，尿LH阴性，B超：子宫内膜1.1cm，右侧卵泡1.7cm×1.4cm，未出现透明白带，纳差。舌苔根黄厚，脉沉软。

方药：

当归10g	川芎10g	白术10g	茯苓15g
泽泻6g	砂仁^{后下}6g	枳壳12g	芦根12g
菟丝子20g	车前子^{包煎}10g	女贞子10g	鸡内金10g
党参15g	谷芽12g	麦芽12g	

4剂，水煎服。

五诊：2007年3月13日。周期第23天，右侧卵泡2.2cm×1.5cm，子宫内膜1.4cm，BBT上升8天，无白带4天，乳胀，疲乏，便溏，纳好，思睡。舌苔淡黄厚，脉软。治法：补益脾肾。

方药：

菟丝子20g	淫羊藿10g	党参15g	白术15g
生黄芪20g	补骨脂10g	丹参10g	皂角刺6g
王不留行6g	山萸肉10g	蔻仁10g	竹茹12g

7剂，水煎服。

经期服桂枝茯苓胶囊及少腹逐瘀胶囊。

六诊：2007年3月25日。Lmp 3月16日，经前1天腰酸凉，小腿凉，痛经明显减轻，量中，排出多块膜状物，腰背沉凉，热敷后减轻，喜热，便溏。舌苔薄白质暗，脉细。

治法：补益脾肾。

方药：

补骨脂10g	肉豆蔻6g	淡吴萸3g	白术12g
桂枝3g	淫羊藿10g	菟丝子20g	丹参15g
木瓜10g	鸡血藤15g	山药15g	党参20g
莲肉15g	制香附10g	红花3g	生甘草6g
焦三仙各30g			

5剂，水煎服。

【按语】患者痛经及不孕的原因在于输卵管疾患造成输卵管不通或通而不畅，影响卵子与精子的结合而不孕。蔡老师认为输卵管疾患根本病机是瘀阻脉络，或兼气滞，或兼寒湿，或兼湿热。常根据辨病辨证相结合的原则选用活血化瘀通络或清热解毒利湿药物，活血化瘀通络药物常选用穿山甲、皂角刺、三棱、莪术、制乳没、赤芍、丹参、桃仁、路路通；清热解毒利湿药物常选用夏枯草、败酱草、白花蛇舌草、黄柏等，既可改变输卵管局部血运和血液流变学，又能促进输卵管粘连的松解与吸收，使输卵管的管腔重新再通。除内服药之外还可采取多种途径综合治疗，采用中药外敷、灌肠疗法。在治疗输卵管阻塞性不孕症时除注重用活血化瘀通络之品外，还应注意调补脾肾，病久正虚，虚实夹杂，当扶正祛邪、攻补兼施。

该患者症见不孕、痛经，排出膜状物后缓解，色黑质稠，怕冷、便溏、恶心、呕吐。舌质暗，脉沉小。经行腹痛，色暗质稠有块，块下痛减为血瘀。《女科经纶》指出："夫痃癖癥瘕，不外气之所聚，血之所凝，故治法不过破血行气。"张景岳曰："种子之方本无定轨，因人而药各有所宜。"肾藏精，主生殖，故调经种子重在补肾；妇女以血为本，故调经种子贵在养血；血瘀凝结，精卵受阻，化瘀通络，功在疏通。该患者中医辨证为脾肾不足伴气虚血滞，平素补益脾肾佐以益气活血，经期养血和血、理气止痛。

案3 刘某，26岁。2007年8月30日初诊。

主诉：痛经10余年。

现病史：患者初潮3年后即发生经行腹痛，来血当日腹腰疼，得温痛减。经色暗，有血块，血块排出后痛减，伴恶心吐，便急软，肛坠。经前心烦、乳房胀。纳眠好。Lmp 7月底。妇科检查未见异常。

经产史：13岁初潮，月经7/30天，妊0。

舌脉：苔薄白质暗，脉弦。

西医诊断：原发性痛经。

中医诊断：痛经。

中医辨证：肝郁气滞血瘀。

治法：养血活血，疏肝理气止痛。

方药：

| 当归10g | 川芎10g | 赤芍10g | 白芍10g |
| 熟地10g | 砂仁后下6g | 栀子3g | 桂枝3g |

小茴香10g 　　　延胡索15g 　　　柴胡6g 　　　枳壳10g

升麻3g 　　　生甘草6g 　　　生姜3片

经期4剂，水煎服。

2007年10月8日诊。Lmp 10月1日，经期6天，疼痛减轻，无恶心呕吐。经前乳胀，仍有心烦。舌暗苔薄白，脉弦小。治法：疏肝养血，补肾。

方药：

柴胡10g 　　　白芍15g 　　　当归10g 　　　女贞子12g

栀子3g 　　　百合20g 　　　莲心1.5g 　　　川续断12g

生甘草6g 　　　鹿角片2g 　　　佛手片10g

【按语】患者经前心烦、乳胀，来血当日腰腹痛，经色暗有血块，血块排出痛减，脉弦，辨证为肝郁血滞。《丹溪心法》指出："临行时腰疼，腹痛乃是郁滞，有瘀血。"肝失调达，气机不畅，经血郁滞，故经色暗有块，血块排出后，气血暂通，故疼痛稍减。肝郁伐脾，脾气不能腐熟运化水谷，则便溏。经期阴血下盛，冲气易于上逆，加之疼痛而气愈乱，血愈结，上逆之冲气犯胃（冲脉隶于阳明，胞脉络于胃口），胃失和降，故痛伴恶心、呕吐。气虚失于摄纳，是以肛门下坠感。

患者未行经时，冲任气血平和，而在经期气血变化较平时急骤，此时病因与气血相干，以致冲任胞宫瘀滞、失养则发生痛经，经净后气血渐至调复，故疼痛缓解。

治经期养血和血、理气止痛以治标，四物养血和血化瘀；砂仁温中行气止泻，熟地质地滋腻，在大量使用时宜配伍一些砂仁，这样可免除滋补药妨害消化、减低食欲的副作用，同时又能引熟地归肾。

"血贵流通，得温则行，遇寒则凝"小茴香疏肝理气、祛寒止痛，同时理气和胃；桂枝温通血脉，延胡索活血行气止痛，二者配伍，具有活血通络止痛的功效；生姜温中止呕；枳壳理气行滞；柴胡、升麻行气升阳；甘草调和诸药。

蔡老师妙在方中用栀子3g，取其苦寒下行，携温通药行散下焦郁滞、冷痛，寒热并用，如《丹溪心法》言："古方中多以山栀子为热药向导。"《三因方》载仓卒散，治疗寒疝入腹，心腹卒痛，及小肠膀胱气痛，脾肾气攻，挛急极痛不可忍。以山栀子49个，炮附子1枚，为末，每服2钱，水1盏，酒半盏，煎至7分，温服。

平时辨证求因以治本，疏肝养血、补肾。蔡老师认为原发性痛经中医辨证肾虚为本，并且因痛经病位在子宫、冲任，与肾密切相关，因此方中需加入补肾之品。

案4　周某，30岁。2008年9月4日初诊。

主诉：痛经12年，未避孕未妊娠7年。

现病史：12岁初潮，月经6~7/25~30天，量中，色红，无血块，痛经明显，伴恶心，呕吐。曾服止痛药（芬必得）见效，服中药未见好转。1998年结婚，近7年未避孕未妊娠。先后查HSG，2007年4月：输卵管左侧盂曲，通而不畅，右侧不通。2008年8月双侧输卵管通而不畅。2007年9月在309医院诊为：盆腔结核，后抗痨治疗，刚停药。Lmp 8月11日，经期7天，Pmp 2月12日，量中少，色正，无血块，痛经，伴呕吐。纳可，二便调，时便溏，眠欠佳。曾查出子宫肌瘤、乳腺增生、宫颈重度糜烂。

舌脉：舌苔薄黄，脉弦。

西医诊断：继发痛经，原发不孕。

中医诊断：痛经，不孕症。

辨证：肾气不强伴有血滞络不畅。

治法：补肾活血通络，佐以健脾。

方药：

菟丝子20g	川续断12g	山药15g	山萸肉10g
党参20g	白术15g	丹参15g	鸡血藤15g
十大功劳叶10g	丝瓜络12g	威灵仙15g	夜交藤30g

二诊：2008年10月14日。分别于9月6日、10月2日行经，均未痛经，量中。舌质嫩红，少苔，脉弦。治法：前法出入。

方药：

①内服方：

菟丝子20g	女贞子12g	车前子10g	沙参20g
当归10g	白芍12g	丹参12g	鸡血藤15g
菟丝子10g	山萸肉10g	十大功劳叶12g	丝瓜络10g
淫羊藿10g	制香附10g	柴胡6g	何首乌10g

②保留灌肠：

柴胡10g	败酱草15g	威灵仙15g	青皮10g
陈皮10g	徐长卿15g	王不留行12g	车前草15g
没药6g			

BBT上升5~6天停用。

三诊：2008年11月4日。Lmp 10月31日，未净，量偏少，色红，经期轻微腹痛。舌苔白，舌体胖，脉弦。治法：补肾健脾，养血通络。

方药：

①内服方：

菟丝子20g	女贞子12g	莲肉15g	山药15g
山萸肉10g	当归10g	赤白芍各12g	枸杞子12g
何首乌10g	十大功劳叶12g	茺蔚子10g	巴戟天6g
紫河车10g	丝瓜络12g	竹茹12g	

②保留灌肠上方加莪术10g，路路通10g。

【按语】患者24岁起痛经，至今12年，子宫输卵管碘油造影：输卵管通而不畅，在外院诊为"盆腔结核"且不孕7年。因此，该患者痛经为继发性痛经，可能由于盆腔结核引起炎性改变，浆液性渗出，纤维组织增生，输卵管堵塞不通，不能受孕。

女性生殖器结核与其他器官结核一样，是一种消耗性疾病，并可有多年的潜伏期，待发现时，早已是"久病气血两虚"了。一般是外因通过内因而发病，即"邪之所凑，其气必虚"。本病病位在冲任、胞宫，肾虚为本。而脾胃为后天之本，脾肾相资，脾肾不足，机体虚弱之时，邪毒乘虚而入，留滞胞中，阻滞经脉，其病机特点主要是"瘀血阻络""不通则痛"。由于外邪久伏冲任胞宫，阻碍气机，气滞血瘀，脉络阻滞，两精不能相结合而不孕。治疗采用补肾健脾、活血通络。菟丝子、川续断、山药、山萸肉、党参、白术补肾健脾，丹参、鸡血藤、丝瓜络、威灵仙养血活血通络。十大功劳叶清热补虚，为蔡老师治疗盆腔结核的常用药。清热利湿、理气通络、活血止痛药物灌肠，药物可经直肠吸收，可松解粘连，促进局部血液循环，提高疗效。

案5　周某某，31岁。2008年9月2日初诊。

主诉：痛经自初潮起，未避孕半年。

现病史：13岁初潮，月经5~6/25~30天，量中，痛经。Lmp 3月31日，未净。做过妇科检查：宫颈炎，余未见异常。B超查子宫、附件未见异常。经前乳胀，查有乳腺增生，平时纳一般，便秘，带黄。丈夫查精液正常。妊1产0，去年6月人工流产。

舌脉：舌质暗，苔白，脉弦。

西医诊断：原发痛经。

中医诊断：痛经。

辨证：肝脾失调。

治法：运脾疏肝调经。

方药：

党参30g	白术12g	炒扁豆15g	郁李仁12g
麻仁10g	柏子仁12g	枳壳12g	柴胡10g
白芍15g	鹿角霜15g	制香附10g	益母草12g

焦三仙各30g

二诊：2008年10月14日。Lmp 10月1日，痛经减轻，经前无腹痛，有痤疮。舌淡红，苔黄，脉弦小。妇科检查：宫颈颗粒状Ⅰ度糜烂，子宫前位，常大，活动，有压痛，附件左侧增厚压痛。PRL：203.5mIU/ml，FSH：10.98mIU/ml，LH：8.15mIU/ml，E_2：260.1pmol/L，F-T：1.1pg/ml。治法：滋肾清热，养血调经。

方药：

知母10g	炙龟甲^{先煎}15g	栀子3g	何首乌10g
当归10g	女贞子12g	肉苁蓉10g	淫羊藿10g
蛇床子3g	夏枯草6g	赤芍10g	白芍10g
柴胡10g	枳壳10g	甘草6g	菟丝子20g
浙贝母10g	川续断12g		

三诊：2008年11月6日。Lmp 10月1日，已逾期数天，乳胀，偶有腹痛，尿HCG阳性，白带少，外阴痒。舌苔薄黄，细裂，脉弦细。治法：补肾养血安胎。

方药：

①内服方：

覆盆子20g	何首乌10g	生地6g	熟地6g

山药15g	川续断12g	竹茹12g	当归6g
白芍12g	沙参15g	佛手片6g	

②外洗方：

车前草15g	蛇床子6g	白蒺藜12g

四诊：2008年11月11日。停经42天，今日查尿HCG：935mIU/ml，PRO 52.83nmol/L，无透明白带，恶心，呕吐，便干。舌质暗红，苔薄白，脉弦小。原方继服。

【按语】患者初诊时症见痛经，乳胀，纳一般，便秘，带黄，脉弦，为肝郁脾弱之象。肝郁气滞可见乳胀、痛经、脉弦。肝气郁，肝木克脾土，脾伤则湿气下陷，脾精不守，不能输为营血而成带下。脾胃不足则纳不香。治疗需疏肝健脾，以期土木相安。以党参、白术、炒扁豆、焦三仙健脾利湿、和胃消食；柴胡、当归、香附、枳壳疏肝解郁、理气。患者舌暗、痛经，亦有血瘀之象，以益母草活血化瘀；鹿角霜消乳胀。

二诊时患者查FSH升高，提示卵巢储备功能下降，中医辨证以肾虚为本，方中以炙龟甲、菟丝子、女贞子、川续断、淫羊藿、肉苁蓉补肾填精。同时患者症见痤疮、舌质红等热象，以栀子、知母、夏枯草清热。余药养血调经。

诸药共伍，肾精得充，使肝气得调，脾胃得健，冲任得畅，则孕育乃成。

案6 孙某某，28岁。2008年10月14日初诊。

主诉：痛经自初潮起。

现病史：11岁初潮，月经4~5/30天，痛经明显。近1年月经1~2/30天，量较以前减少，色深红，有血块，经初行即痛，不吐，疲乏，每次需服1~2片止痛药。Lmp 10月9日，Pmp 9月10日。平时纳欠佳，便时干时溏，经前手指肿，下眼睑浮肿，腰胀，心烦，失眠。舌苔薄黄，脉弦细。妊0，工具避孕。

西医诊断：原发痛经，经前期紧张症。

中医诊断：痛经。

中医辨证：脾肾两虚，血虚肝郁。

治法：补肾养血，疏肝理脾。

方药：

菟丝子20g	覆盆子20g	车前子^{包煎}10g	当归10g
何首乌10g	丹参10g	赤芍6g	白芍6g
莲肉12g	茯苓30g	柴胡10g	玫瑰花10g
鸡内金10g	茺蔚子10g	谷芽12g	麦芽12g
沙参20g	生甘草6g		

二诊：2008年11月4日。Lmp 11月3日，腹疼明显减轻，有头痛、恶心、浮肿，舌苔薄黄，脉弦细。治法：活血养血，清肝和胃。

方药：

红花6g	桃仁10g	当归10g	川芎10g
葛根15g	菊花10g	法半夏6g	生蒲黄^{包煎}10g
僵蚕10g	茯苓30g	泽泻10g	焦三仙各30g

【按语】患者月经渐少，经色暗，经期腰胀属肾虚。患者素体脾虚，经期脾气更虚，中阳不振，运化无力，脾不散精，不能输布精微，湿浊内盛，泛溢肌肤而致浮肿。湿为阴邪，阻遏阳气敷布故倦怠乏力，纳少便溏。脉弦为肝旺之象，所以时有烦躁。阴血不足则脉可兼细。中医辨证为脾肾两虚，血虚肝郁。菟丝子、覆盆子、车前子、茺蔚子补肾。莲肉、茯苓健脾利湿。柴胡、玫瑰花疏肝解郁。当归、首乌、丹参、赤白芍养血活血。鸡内金、谷麦芽消食导滞。

二诊时患者腹痛减轻，但有经期头痛、恶心，考虑其素体阴血虚，经期阴虚更甚，肝阳上亢，故见头痛。肝木犯胃则恶心。经量少，有血块，有瘀血，所以，治疗宜养血活血，清肝和胃。

六、跟师体会

（一）异病同治

原发性痛经一般属肾气未充，继发性痛经是多种盆腔疾病所表现出的共同症状，如慢性盆腔炎、子宫内膜异位症、子宫腺肌病、盆腔淤血症等。虽引起疼痛的病理机制不同，但均可按中医理论辨证论治，即"异病同治"，均可采用中药多途径综合治疗，具有独特优势。

（二）痛经多为虚实夹杂

痛经为病，有七情、六淫、内损等不同病因，但其发病又与素体因素及经期生理和致痛病因有密切关系。痛经发病有虚有实，"妇人以血为基本"（《景岳全书·妇人规》），其气血特点常处于"有余于气，不足于血"的特殊状态。经期或经期前后，由于血海由满盈而泻至暂虚，气血变化较平时急骤，病因与气血相干，导致冲任气血运行不畅，胞宫气血流通受阻，或冲任、胞宫失于温煦濡养，故发为以疼痛为主症的痛经病证，这在发病机制上便与它病之痛证的发生有所不同，既属瘀滞亦常兼不足，所以痛经"挟虚者多，全实者少"。可见，痛经者不仅"不通则通"亦有"不荣则痛"。因而对痛经的治疗，除遵循"通"的法则外，还应顺应生理之自然，培补耗损之不足，注意补养精血。

少年正处于生长发育阶段，此时痛经多由肾气未充所致，《妇人大全良方》云："肾气全盛，冲任流通。"反之肾气不充，冲任流通受阻必引起疼痛，因此治疗原发性痛经多兼顾到肾。

（三）止痛必用延胡索

余观蔡老师止痛方中必用延胡索，考虑延胡索秉辛散温通之性，既能活血又能行气，具有良好的止痛功效。历代医家对延胡索的止痛功效都十分推崇，如《雷公炮炙论》称："心痛欲死，速觅延胡"。《本草正义》称："延胡索，能治内外上下气血不宣之病，通滞散结，主一切肝胃胸腹诸痛，盖攻破通导中之冲和品也"。《本草求真》称："延胡索，无论是血是气，积而不散者，服此力能通达，以其性温，则于气血能行能畅，味辛则于气血，能润能散，所以理一身上下诸痛。"《本草纲目》也认为延胡索"能行血中气滞，气中血滞，故专治一身上下诸痛，用之中的，妙不可言"。可见延胡索的止痛效果是历代医家所公认的。

延胡索与香附配伍，具有行气活血，通经止痛的功效，对气滞血瘀所致的经期腹痛有明显的治疗效果。延胡索与川芎配伍，具有活血行气止痛的功效，适用于血瘀所致的各种疼痛。延胡索与桂枝配伍，具有活血通络止痛的功效，适用于寒凝血滞所致的痛经及肢体疼痛。

现代医学研究表明，由于延胡索为罂粟科植物，有较好的止痛作用。延胡索含有20多种生物碱，其中延胡索乙素（四氢巴马亭）是镇痛的主要成分，具有明显的镇痛作用，并能使肌肉松弛而具有解痉作用。药理研究还证明，口服延胡索可产生类似吗啡及可卡因的镇痛效果，能缓解一般神经痛、头痛、腰痛、关节痛、月经痛等各种疼痛。

（四）中医治疗痛经的优势

应用中药治疗痛经的优势在于：通过养血和血、调理气血等既可止痛，又可使部分患者得到预防和根治。使月经不调、盆腔炎、子宫内膜异位等病得到治疗，不仅缓解了疼痛，而且起到调经、助孕的作用。

第四节　补气摄血、化瘀止血治疗功能失调性子宫出血

正常妇女的月经周期为24~35天，经期持续2~7天，平均失血量为20~60ml。凡不符合上述标准的均属异常子宫出血（abnormal uterine bleeding）。异常子宫出血涵盖的范围较大，既包括器质性疾病所致的异常子宫出血也包括功能失调性子宫出血。本节以功能失调性子宫出血为讨论重点，临床上功能失调性子宫出血最为常见，功能失调性子宫出血有多种月经紊乱形式，且其内分泌机制不同，但都属于中医崩漏、月经过多范畴。

一、中医病机及治法

蔡老师认为崩漏及月经过多的病因主要为脾肾虚，尤以肾虚为主，肾虚冲任不固。脾虚则统摄无权。以健脾益气、固冲任、化瘀止血为基本法则。出血期塞流、澄源以止血，气为血帅，补气可止血，"留得一分血，便保得一分命"，故始终不离补气摄血、益气止血之法。基本方：生黄芪、党参、白术、白芍、熟地、大小蓟、炒蒲黄、茜草根、草河车、益母草、枳壳、马齿苋、山萸肉等。

蔡老师认为离经之血皆为瘀，血去耗气伤阴，胞宫正开易感染邪毒，所以临证时必须注意有无气阴两虚、瘀血内阻之病机转化，久崩久漏有无感染邪毒，是否需要中西医结合止血、抗感染，如贫血加用铁剂补血。出血前期

在补气摄血的基础上，活血化瘀止血，不妄用收涩之品，以免闭门留寇，喜用蒲黄、五灵脂、茜草根、三七粉；出血日久、末期收涩止血，如乌贼骨、五倍子；并喜用炒炭，止血而不留瘀。蔡老师方中常加入气分药，一则可以气帅血行，另可醒脾悦胃，生化之源充足则病体易于康复。所以方中常加枳壳、延胡索、陈皮、乌药等。在出血较多的时候，不用少用当归、川芎等辛温之品行血。

血止后调理脾肾以复旧，重在固肾以治本，并需调整月经周期，以调补脾肾、益气养血为主。肾精充足则精血之源不断，肾气充足，则肾开阖有度，经血依时而下。脾为后天之本，脾胃健旺，水谷精微不断化生气血。脾虚统摄无权，可再次发生崩漏。

二、典型医案

案1 郑某某，40岁。2008年3月18日初诊。

主诉：阴道出血时多时少3个月。

现病史：患者去年12月18日开始阴道出血，量时多时少，近10天量很多，有血块，无腹疼。倦怠乏力，气短，纳差。以往有月经不调史，内膜厚，诊刮病理：子宫内膜单纯增生。

舌脉：舌体胖，苔薄白，脉弦滑。

西医诊断：功能失调性子宫出血？

中医诊断：崩漏。

辨证：气虚冲任不固。

治法：益气养血固冲任。

方药：

生黄芪30g	党参30g	白术15g	怀山药20g
山萸肉10g	茜草根12g	炒蒲黄^{包煎}12g	鹿角霜15g
马齿苋30g	乌贼骨15g	枳壳12g	五味子6g
炒枣仁15g	阿胶珠12g		

医嘱：如血止，B超，血不止，建议住院进一步诊治。

二诊：2008年3月25日。出血于昨日起转褐色，量很少。B超：内膜1.2cm。现牙龈肿痛，口干，便不干。舌体胖，舌质淡，苔白腻，脉弦。服致康胶囊及琥珀酸亚铁片（速力菲）1周，如仍有出血建议住院宫腔镜下诊刮。

三诊：2008年4月1日。尚有水样分泌物，时多时少。妇科检查：阴道通畅，内有水样分泌物，宫颈光，子宫后位，如孕5~6w，质不平，活动欠佳，附件右增厚，无压痛。

方药：继续服3月18日原方5剂，继续服琥珀酸亚铁（速力菲）。如有少量出血，建议住院宫腔镜检查。

四诊：2008年5月27日。患者服上方5剂后血止，Lmp 5月21日，前2天少，第3~6天量多，有膜状物排出，有血块，无腹痛。目前眠差，右眼胀痛。舌脉：舌体胖，舌质淡，舌苔黄白，脉弦小。

方药：

枸杞子10g	菊花10g	知母10g	黄柏6g
丹皮6g	生地6g	熟地6g	山萸肉10g
山药30g	女贞子12g	旱莲草10g	生黄芪20g
莲肉20g	茯苓20g	车前草15g	鹿角霜15g
陈皮10g			

五诊：2008年6月10日。今日B超：子宫内膜0.6cm，双附件囊肿：分别为2.8cm×2.0cm，3.6cm×1.9cm。症见怕凉，便溏，腰痛。舌脉：舌体胖，苔黄，脉弦细。治法：补肝肾，调冲任。

方药：

菟丝子20g	山药10g	山萸肉10g	生杜仲10g
当归10g	熟地10g	补骨脂10g	炒白术15g
党参20g	炒扁豆15g	制香附10g	川续断12g
延胡索15g	枳壳12g	鸡内金10g	

六诊：2008年7月8日。月经未至，因父亲去世，心情不好，背部不适，白带少，BBT单相，无透明白带。舌脉：舌质暗，苔薄白，脉弦。

方药：

①现服：甲羟孕酮4mg，2次/日，服用6天。

②经期：

当归10g	白芍12g	益母草15g	鸡血藤15g
川续断12g	桑寄生12g	炒蒲黄包煎10g	枳壳10g
生黄芪15g	浮小麦30g	延胡索10g	

七诊：2008年7月29日。Lmp 7月21日，将净，5天量较多，近两日明

显减少，今日褐色。舌脉：舌质嫩，舌淡，苔黄白，脉弦。治法：益气补肾，疏肝清热。

方药：

沙参30g	麦冬10g	五味子3g	丹皮10g
菊花12g	枸杞子15g	山萸肉10g	山药20g
知母6g	白花蛇舌草15g	黄柏6g	柴胡6g
栀子3g	茯苓15g	车前草15g	炒枣仁20g

八诊：2008年11月4日。分别于10月22日、9月5日行经，经期均为12天，量中7天，量少5天。舌脉：舌体大，苔薄白。脉沉小滑。治法：补脾肾，健肝清肝。

方药：

党参30g	白术12g	怀山药30g	莲肉15g
茯苓30g	车前子^{包煎}10g	菟丝子20g	女贞子12g
旱莲草10g	丹皮6g	炒栀子3g	菊花10g
白花蛇舌草15g	炒枣仁15g	鹿角霜15g	

九诊：2008年12月16日。Lmp 12月5日，经期6天，量中，腰酸，便溏，纳好，口干。外院B超提示：子宫后壁腺肌症，盆腔淤血症，盆腔积液，双侧输卵管积水。舌脉：舌体大，边有齿痕，脉弦。辨证：脾肾不足伴肝郁气滞。治法：益气健脾补肾，养血化瘀滞。

方药：

生黄芪30g	党参20g	炒白术15g	莲肉12g
山萸肉10g	山药15g	莪术10g	鸡内金10g
猪苓10g	茯苓10g	冬瓜皮12g	草河车12g
车前草30g	威灵仙12g	佛手片10g	枳壳10g
延胡索10g			

出血时加服三七粉3g。

十诊：2009年1月13日。Lmp 12月30日，色黑为主，偶有红色，1月11日止。腹疼不明显，便溏，眠差，纳好，无白带。舌脉：舌体胖，苔薄黄，脉弦小。治法：前法出入。

方药：原方去莪术、威灵仙、草河车，加知母6g、黄柏6g、淫羊藿10g、生龙牡各30g、焦三仙各30g、马鞭草15g、菟丝子20g。

【按语】患者出血时多时少，时间长达3个月，就诊时症见月经量多，倦怠乏力，气短，纳差，为气虚冲任不固之象。脾气虚则统摄失固，胞脉失养失固，冲任不能制约经血，故脱陷妄行。中阳不运则倦怠乏力、气短、纳少。久漏久崩而致气血俱虚，如《诸病源候论》所说："崩中漏下是由劳伤气血，气血俱虚，脏腑损伤，冲任之脉虚损之故。"对于如何治疗崩漏，方约之在《丹溪心法附余》中提出："初用止血以塞其流，中用清热凉血以澄其源，末用补血以还其旧"。临床虽未拘泥于截然而分成三个步骤，但塞流、澄源、复旧已被后世医家视为论治崩漏的大法。

蔡老师治疗崩漏，出血期塞流、澄源以止血，始终不离补气摄血、益气止血之法，同时注意有无气阴两虚、瘀血内阻之病机转化，久崩久漏有无感染邪毒，是否需要中西医结合止血、抗感染，如贫血加用铁剂补血。出血前期在补气摄血的基础上，活血化瘀止血，不妄用收涩之品，以免闭门留寇，喜用蒲黄、五灵脂、茜草根、三七粉；出血日久、末期收涩止血，如乌贼骨、五倍子；并喜用炒炭，止血而不留瘀。

本例患者初诊时为出血期，且经量较多，治宜益气养血固冲任。生黄芪、党参、怀山药益气健脾，气为血帅，补气可止血，同时酌加凉血、化瘀、收敛止血之品。患者出血日久，血室正开，正气未复，邪毒易乘虚上客子宫，因此，方中配伍清热解毒之马齿苋。出血日久，肾失封藏，固肾涩精尤为重要，以山萸肉强阴益精，涩精气。

血止后复旧固本，既要按年龄又须辨证论治。青春期、生育期崩漏，多须调经促排卵。而该患者为围绝经期崩漏，治疗以补脾肾调冲任为法，并应注意排除恶变，所以蔡老师嘱患者做诊断学刮宫，后证实为内膜单纯性增生，经治疗患者出血明显好转。后B超提示：子宫后壁腺肌症，盆腔淤血症，盆腔积液，双侧输卵管积水，依据辨证辨病相结合的原则，予补脾肾，养血活血，利水之法。

案2 吕某某，31岁。2008年8月3日初诊。

主诉：月经量多1年伴中期出血。

现病史：近1年月经5~6/28天，量很多伴血块，月经中期有少量出血，Lmp 7月11日，经期8天，Pmp 6月12日，经期7天。7月20日始有少量出血，呈间歇状态，无腹痛，发冷，目前仍有少量出血，疲乏，目干，便溏。

既往史：心脏预激综合征，手术治疗，无药敏史。

经产史：13岁初潮，月经5~6/28天，妊0。

舌脉：苔黄，舌体胖质红，脉缓。

诊断：月经不调，月经量多，经间期出血。

辨证：肝肾不足，冲任不固。

治法：滋肝肾，固冲任。

方药：

①平时：

枸杞子20g	沙参20g	麦冬10g	白芍12g
旱莲草12g	乌贼骨15g	生黄芪20g	车前子^{包煎}10g
椿根皮12g	五倍子3g	陈棕炭15g	仙鹤草15g
山萸肉10g	莲肉15g	山楂炭10g	

②经期：

党参30g	生黄芪30g	益母草20g	马齿苋30g
枳壳12g	炒蒲黄^{包煎}12g	茜草根15g	仙鹤草15g
白术15g	山萸肉10g	乌贼骨20g	阿胶珠12g
鹿角霜15g	山楂炭10g	三七末^{冲服}3g	

二诊：2008年8月17日。Lmp 8月4日，经期8天，后2~3天量多，轻微痛经，舌苔薄黄，脉沉弦。治法：益气养血固冲。

方药：

党参30g	生黄芪30g	益母草15g	马齿苋30g
枳壳12g	茜草根15g	炒蒲黄^{包煎}12g	五灵脂10g
陈棕炭15g	煅龙骨^{先煎}30g	煅牡蛎^{先煎}30g	鹿角霜20g
阿胶珠15g	炒白术20g	升麻3g	三七末^{冲服}3g

三诊：2008年11月2日。Lmp 10月7日，Pmp 9月5日，经期均为7天，经量有所减少，有血块，无腹疼。今周期第27天，BBT上升14天，已无经间期出血。便溏1~2次/日。舌脉：舌淡质嫩边齿痕，脉缓。经期治法：益气健脾，固冲止血。

方药：

| 党参30g | 生黄芪30g | 炒白术15g | 莲肉15g |
| 益母草15g | 马齿苋30g | 枳壳10g | 陈棕炭15g |

乌贼骨20g	淫羊藿15g	炒蒲黄^{包煎}10g	五灵脂10g
鹿角霜15g	阿胶珠12g	山楂炭10g	

四诊：2008年11月16日。Lmp 11月3日，经期6天，量比以往少，接近正常量，无非经期出血，已有透明白带。舌苔薄白，脉缓。治法：益气健脾调经。

方药：

生黄芪20g	党参15g	炒白术12g	莲肉15g
怀山药20g	川续断12g	乌贼骨15g	枳壳10g
知母6g	白芍12g	山萸肉10g	女贞子10g
茯苓20g	旱莲草10g	鹿角霜12g	枸杞子10g

【按语】经间期即氤氲期，亦是种子之佳期，此期冲任气血由经后暂虚渐至充盛，阳气易动。素体肝肾阴虚，阴不制阳，阳搏血海而出血，肝血不足，血不养目则眼干。另患者症见疲乏，便溏，月经量多亦有脾气不足之征。平时滋肝肾、益阴止血，经期益气健脾固冲。方中黄芪、莲子肉益气健脾摄血；沙参益气养阴、麦冬滋水、白芍养血敛阴；枸杞子、山萸肉补益肝肾、收敛固涩；车前子引诸阴药使补而不腻；余药止血。服药2个月后症状减轻，已无经间期出血，继续益气健脾调经，以巩固疗效。

案3 杨某某，37岁。初诊：2009年3月15日。

主诉：月经过频3年。

现病史：近3年月经4/16~20天，量正常，腰疼。今周期第12天，Lmp 3月4日，经期4天，Pmp 2月14日，再上次1月29日，再上次1月9日。平时疲乏、头晕、耳鸣，纳便尚好。无特殊病史。

经产史：13岁初潮，月经4/30天，妊4产1，前两次人流，末次自然流产。

舌脉：舌质红，舌根苔稍厚，脉弦小。

诊断：月经先期。

辨证：气阴两虚。

治法：益气养血，调冲任。

方药：

太子参30g	麦冬12g	五味子3g	女贞子15g
旱莲草15g	金樱子15g	芡实20g	知母6g

| 山药15g | 淫羊藿10g | 白芍15g | 生黄芪15g |
| 鹿角霜15g | 白花蛇舌草12g | | |

二诊：2009年5月5日。Lmp 4月20日，Pmp 3月26日，诸症减轻。治法同前。

【按语】患者脾气虚弱，统摄无权，冲任不固而月经过频，脾虚气弱，阳气不布则疲乏。久病脾病及肾则腰痛。月经过频，失血伤阴，病程日久，气随血耗，阴随气伤，终至出现气阴两虚。肾阴不足，不能上荣于头目脑髓，故头晕耳鸣。方中太子参、麦冬、五味子益气养阴；女贞子甘苦凉，滋肾养肝，配旱莲草甘酸寒，养阴益精凉血止血；黄芪、山药益气健脾；淫羊藿补肾；白芍养血敛阴；知母清热；金樱子、芡实、鹿角霜固涩止血；白花蛇舌草清热解毒以防邪毒乘虚侵入血室。全方共奏益气养阴、调冲任之功。

案4 刘某，43岁。2006年12月31日初诊。

主诉：月经过频。

现病史：近4~5个月月经7/15~20天，量初少后多，有血块，时有腹痛，Lmp 12月18日，Pmp 11月30日，经期均为7天。近日乳胀，纳好，眠梦多，便调，白带有时多，腹凉喜暖。B超提示两个小肌瘤，有附件炎史。

经产史：12岁初潮，月经5/30天，量中多，妊4产1人流3，末次妊娠10年前。

舌脉：舌质暗，苔薄黄，脉弦。

诊断：月经先期。

辨证：肾气衰退，冲任失调。

治法：补肾气，调冲任。

方药：

①平时服用：

麦冬10g	五味子6g	丹皮10g	山萸肉10g
山药20g	茯苓15g	泽泻10g	菟丝子20g
丹参12g	何首乌12g	炒枣仁20g	生黄芪15g
太子参20g	延胡索10g	金樱子12g	牡蛎^{先煎}30g
鹿角霜15g			

②经期服用：

当归10g	白芍15g	炒蒲黄^{包煎}10g	五灵脂10g
益母草20g	马齿苋30g	鱼腥草20g	小茴香10g
枳壳12g	山楂炭10g	延胡索12g	

二诊：2007年12月23日。服上药2个月，月经规律有半年，今年4月份开始4~14/16~26天，量初少后中，Lmp 12月8日，已净，纳好，二便调，梦多，曾患过小中风，常头晕。舌脉：舌质暗红，苔薄黄，脉弦缓。

方药：

①平时服用：

当归10g	赤芍10g	白芍10g	丹参15g
丹皮6g	山药30g	山萸肉10g	生地10g
熟地10g	茯苓20g	泽泻20g	生黄芪15g
葛根15g	枸杞子15g	何首乌10g	太子参30g
枳壳10g			

②经期服用：

益母草20g	马齿苋20g	枳壳12g	炒蒲黄^{包煎}10g
五灵脂10g	川牛膝10g	川芎6g	赤芍10g
白芍10g	生黄芪15g	小茴香10g	延胡索10g

【按语】本患者月经过频，量初少后多，为月经先期，月经先期应与经间期出血相鉴别，经间期出血常发生在月经第12~16天，出血量较少，或表现为白带中夹有血丝，出血常持续数小时或2~7天自行停止，西医称排卵期出血。经间期出血较月经期出血量少，临床常表现为一次多一次少的现象，结合BBT测定可确诊。月经先期出血量大致相同，且出血时间不一定在排卵期内，持续时间一般与正常月经基本相同。

"主闭藏者肾也"，患者43岁，肾气日衰，肾气渐而不固，封藏失职，冲任失于制约故月经提前。患者月经过频，血去气阴两伤。而离经之血皆为瘀，犹如泥沙淤结于河道，又导滞血液不循常道，溢于脉外。肾阴不足，水不涵木，亦可导致肝阴不足，进而肝郁肝阳偏亢。血虚心失所养则眠梦多。所以蔡老师予六味地黄、菟丝子补肝肾；生脉散、黄芪益气养阴；何首乌补肝肾养血；延胡索行气活血；牡蛎既化瘀软坚又固涩止血；鹿角霜可止血并治疗乳胀；金樱子酸涩收敛，功专固涩，适用于体虚下焦不固引起的白带过多；丹参活血凉血止血，养心安神。经期以养血活血祛瘀为主。1年后患者复诊诉服上药2个月，月经曾规律半年，近半年病情反复，再以前法调理，方中加入枳壳，枳壳行气宽中，行气使气机畅流不息，助黄芪、党参、白术、当归之力。

三、跟师体会

（一）止血之法

补气摄血：气为血帅，补气可止血，"留得一分血，便保得一分命"。《万氏女科》说："妇人崩中之病，皆因中气虚，不能收敛其血。"气可载血，统血，帅血，中气不足，气陷则血失所载，所统，所帅，脱陷妄行而为崩漏。故出血治应补气摄血。方中酌加生黄芪、党参等益气健脾之品。

祛瘀止血：离经之血皆为瘀，瘀阻出血，犹如河道泥沙淤结，河水泛滥，所以应祛瘀止血，瘀血去，新血生，血循经而行，流血亦止，常用蒲黄、五灵脂、三七粉等。

收敛止血。叶桂云："留得一分自家之血，即减一分上升之火"。出血日久、末期收涩止血，如乌贼骨、五倍子；并喜用炒炭，止血而不留瘀。

凉血止血：火热之邪易入血分，伤及冲任，使血海不宁，迫血妄行，冲任不固，经血失约，发为崩漏。故血热者，应清热泻火，凉血止血，常用大小蓟、白茅根等。

阿胶、三七粉合用止血效果好。出血日久，肾失封藏，固肾涩精尤为重要，以山萸肉强阴益精，涩精气。

（二）分期论治

根据崩漏出血各期的特点，当分期论治，出血前期当活血化瘀止血，不可妄用收涩，以防闭门留寇，喜用茜草根；出血时久、末期可予以收涩止血，喜用炒炭收涩止血而不留瘀。始终不离补气摄血、化瘀止血之法。出血日久易气阴两虚，此时应益气养阴，生脉散加味。久崩久漏胞宫易感染邪毒，中药可用蒲公英、马齿苋等清热解毒之品，并配合抗生素抗感染。止血之后，重在固肾以治本，并需调整月经周期，以调补脾肾，益气养血为主。

（三）治疗崩漏要考虑年龄

血止之后，以补肾治本为主，如青春期崩漏，其病因多属肾虚，因青春期肾气初盛，天癸始至，冲任之气尚未健全，治宜补肾，调整月经周期促使卵巢功能恢复正常。如为育龄期且希望生育的患者，则补肾调周促排卵。在围绝经期肾气衰少，天癸已竭，气血亦亏，脾肾两虚多见，肾虚在崩漏当属重要原因，则补肾健脾使其平稳渡过更年期。对于40岁以上或久治不愈的患者要嘱患者诊刮，排除子宫内膜恶性病变。

（四）出血多时不用当归、川芎

在出血较多的时候，最好不用当归、川芎等辛温之品行血，正如《沈氏女科辑要笺正》所云："心中只有当归补血，归其所归之空泛话头，深印脑海，信手涂鸦，无往不误。"当归是血家气药，以辛升运行为用，以温和为功，气血虚寒者得之，则气随血行。

第五节　补肾养血、通调冲任治疗月经量少

月经过少是指月经周期正常，月经血量较常量明显减少，甚至点滴即净，或经行时间不足2天，量亦少的月经病。一般认为月经量少于20ml为月经过少。西医认为月经过少本身不是一种疾病，而是由于子宫发育不良、子宫内膜结核、子宫内膜炎等子宫因素；卵巢功能低下或单纯性性腺发育不全等卵巢因素；下丘脑促性腺释放激素或垂体促性腺激素分泌下降或失调；宫腔手术损伤子宫内膜的基底层或导致宫腔粘连等造成。

一、基本治法：补肾健脾、通调冲任

蔡老师认为月经过少辨证以肾虚、精亏血少为本，兼血瘀或痰湿，治疗以补肾滋肾，濡养精血为主，根据辨证佐以行气、活血、祛痰，攻补兼施。除了辨证施治外，尚分阶段论治，平时补肾养血调经，虚证者，经期加养血活血之品，如鸡血藤、丹参等；实证者，经期多用桃红四物或血府逐瘀酌加

温通行气之品。

二、典型医案

案1 候某某，30岁。2008年12月24日初诊。

主诉：流产后近2个月，流产后月经不畅。

现病史：因1年未孕，在外院用HMG/HCG促排卵受孕，孕64天自然流产，于10月30日清宫。Lmp 12月10日，量少，色黑，腹隐痛。现白带不多，纳差，腹胀，便时干，眠梦多。无特殊病史。

经产史：15岁初潮，月经6/34天，量中。妊1产0。

舌脉：舌质红，苔薄黄。脉弦。

诊断：流产后月经不畅。

辨证：脾虚血滞，冲任受损。

治法：益气运脾，养血调冲任。

方药：

太子参20g	白术12g	木香6g	鸡内金10g
佛手片10g	当归10g	茺蔚子10g	肉苁蓉10g
柏子仁15g	莱菔子10g	淫羊藿10g	赤芍10g
白芍10g	炙甘草6g		

二诊：2009年1月14日。Lmp 1月12日，未净，量偏少，色暗，有小血块，无痛经。腹胀，眠差。舌苔薄白，脉弦。治法：养心安神，疏肝理脾。

方药：

当归10g	白芍12g	熟地10g	何首乌10g
炒枣仁15g	柴胡10g	白术12g	枳壳10g
茯神30g	茺蔚子10g	鸡内金10g	神曲10g

三诊：2009年2月24日。Lmp 2月14日，第2、3天量较多，色红，无腹痛。早醒。舌体胖，舌苔淡黄，脉弦带滑。治法：补肾养血，调冲任。

方药：

炙龟甲^{先煎}15g	何首乌10g	女贞子12g	当归10g
知母10g	车前子^{包煎}10g	菟丝子20g	淫羊藿10g
茺蔚子10g	柴胡10g	赤白芍各10g	夜交藤30g
茯神20g	枳壳10g	焦三仙各30g	

【按语】患者素体脾肾不足，冲任不固，所以难以受孕，孕后胎元不固而流产，加之胞宫手术，伤及冲任，导致冲任受损，瘀血内停，故经量少、色黑，脾虚则腹胀，脾虚心血不足，心失所养则梦多。患者舌红，苔薄黄为阴虚之象，所以以太子参、白术、炙甘草益气润脾；当归、赤白芍养血活血调经；柏子仁养心安神；木香、佛手片、莱菔子、鸡内金调气和中，除胀行滞，化食消瘀，与补虚药同用，可奏补而不滞之效，脾胃健才能正常运化水谷精微，气血化生有源，先天得养。

二诊时患者仍有腹胀，加之脉弦，与柴胡、枳壳加强疏肝行气之力。经治疗，脾胃得健，冲任得滋，血海满盈，经量增加。

案2 马某某，33岁。2008年10月28日初诊。

主诉：月经量少半年。现病史：2年前做过巧克力囊肿手术，术前后未用药，月经基本正常。近半年经量减少一半，周期3~5/25~26天，时有腹痛，Lmp 5月10日。B超：卵泡发育不良。常过敏，喷嚏，皮肤痒。夫为乙肝病毒携带者。

既往史：有慢性胆囊炎史，右侧巧克力囊肿手术。

经产史：10岁初潮，6~7/27天，妊娠0。

舌脉：舌淡，舌根苔黄厚，脉滑。

诊断：月经量少，巧克力囊肿术后。

治法：养血调经，祛风止痒。

方药：

当归10g	丹参15g	赤芍12g	益母草10g
红花4g	徐长卿15g	防风6g	蝉蜕6g
生黄芪15g	忍冬藤12g	连翘10g	车前草15g
川牛膝10g	生甘草6g		

7剂，水煎服。

二诊：2008年11月4日。Lmp 10月31日，未净，色红，有血块。经量不多，头痛，无腹痛。常有喷嚏等过敏反应。服上药前3天腹泻。舌脉：舌苔薄黄，舌体大边齿痕，脉弦小滑。治法：补益脾肾，佐以养血祛风。

方药：

菟丝子20g	山药30g	山萸肉10g	枸杞子15g

茯苓 30g	莲子肉 15g	鸡血藤 20g	茺蔚子 10g
白术 15g	生黄芪 30g	防风 3g	蝉蜕 6g
徐长卿 15g			

7剂，水煎服。

三诊：2008年11月13日。流清涕2天。舌苔薄黄，脉弦缓。

方药：原方去白术加淫羊藿10g，川续断10g，芦根15g。

四诊：2009年2月17日。Lmp 2月12日，未净，量较前增多，有血块，曾有腹痛，热敷缓解，现避孕，腰酸，心悸，纳眠尚好，便稀，5~6/日。舌脉：舌体大边齿痕，苔薄白，脉弦滑。治法：健脾和胃，调经。

方药：

先服香砂和胃丸，便调后服汤剂：

党参 30g	炒白术 15g	茯苓 30g	陈皮 10g
菟丝子 20g	车前子^{包煎}10g	山药 15g	女贞子 10g
覆盆子 20g	淫羊藿 10g	枳壳 10g	生黄芪 15g
蝉蜕 6g	益母草 10g		

五诊：2009年3月5日。Lmp 2月12日，经期7天，量正常。今周期第22天，口干。现避孕。舌苔薄少津，脉弦滑。妇科检查：宫颈轻度糜烂，余未见异常。原方去山药加谷麦芽各12g，藿香6g，沙参15g。经期服八珍颗粒。

六诊：2009年3月12日。Lmp 3月11日，未净，量中，周期7/28天，无腹痛，口干。舌苔薄黄，舌体胖大，脉弦。

经净后服：

炙龟甲^{先煎}15g	何首乌 10g	当归 10g	丹参 15g
菟丝子 20g	女贞子 10g	紫河车 10g	沙参 20g
芦根 15g	葛根 15g	茺蔚子 10g	辛夷 3g
蝉蜕 4g	生甘草 3g		

【按语】后天宫腔手术伤肾，肾精衰少，无精化血，精血不足；后天失养，水谷精微运化失职，亦致经血不足，血海不盈则月经量少。血虚生风而皮肤瘙痒。经期治疗以当归、丹参、赤芍、益母草、红花养血活血调经；黄芪补气，既助血生又推动血行；牛膝引血下行；连翘、防风、蝉蜕、徐长卿解表祛风止痒；车前草清热解毒、利水通淋。平时补脾肾，以资气血生化，菟丝子、山药、山萸肉、枸杞子、茯苓、莲子肉、白术、黄芪补肾健脾益气

治本，鸡血藤养血活血调经。后随证加减，经量增多。

案3　韩某，35岁。2008年9月21日初诊。

主诉：月经过少近半年。

现病史：2007年1月妊娠26w破水后引产。3月转经，出现月经过少，量较前减少3/4，每次经期总量仅一片卫生巾即可，色红，有小血块，无腹痛。Lmp 9月12日，白带不多。查内分泌在正常范围，排卵前B超子宫内膜0.7cm。

经产史：11岁初潮，月经4~5/30天，量中。妊2药流1引产1。

舌脉：苔薄黄，脉沉软。

诊断：月经过少。

辨证：冲任受损。

治法：补益肝肾，调冲任。

方药：

炙龟甲^{先煎}15g	女贞子10g	菟丝子20g	生熟地各10g
巴戟天10g	桂枝6g	当归10g	川芎10g
鸡血藤15g	威灵仙12g	丝瓜络12g	覆盆子15g
茺蔚子10g	肉苁蓉10g	柴胡10g	

二诊：2008年9月28日。白带少。妇检：宫颈中度糜烂，余未见异常。腰酸怕凉。治法：补肾养血调经。

方药：

①平时：

制附片^{先煎}3g	熟地10g	菟丝子20g	女贞子12g
山药15g	山萸肉10g	当归10g	鸡血藤12g
白芍12g	肉苁蓉10g	车前子^{包煎}10g	紫河车10g
竹茹12g	覆盆子15g	枳壳10g	

②经期：

当归10g	川芎6g	益母草15g	水蛭6g
红花6g	鸡血藤15g	王不留行10g	生黄芪15g
川续断12g	川牛膝10g		

三诊：2008年10月12日。Lmp 10月9日，未净，量偏少，色深红，腹痛。

方药：9月28日原方加制附片5g，肉桂3g，生地10g，枸杞子15g，玫瑰花10g，红花6g。

四诊：2008年11月19日。Lmp 11月6日，经期4天，量较前增多，白带稍多。舌苔薄白，脉弦细。治法：补肾养血。

方药：

炙龟甲^{先煎}15g	何首乌10g	菟丝子20g	当归10g

炙龟甲^{先煎}15g　何首乌10g　菟丝子20g　当归10g

女贞子15g　　　巴戟天10g　紫河车10g　竹茹12g

丹参15g　　　　紫石英15g　红花6g　　　茺蔚子10g

制香附10g　　　柴胡10g　　川续断12g

嘱若不避孕BBT上升5~6天后去红花。

五诊：2008年12月21日。Lmp 11月30日，量色好转。舌体大，边齿痕，脉缓。治法：补肾，益气养血。

方药：

①平时：

菟丝子20g　　　何首乌10g　当归10g　　熟地12g

肉苁蓉10g　　　巴戟天10g　怀山药20g　紫河车10g

茺蔚子10g　　　生黄芪15g　太子参15g　川续断12g

竹茹12g

②经期：

当归10g　　　　益母草20g　水蛭6g　　红花6g

莪术10g　　　　桂枝6g　　　赤芍12g　桃仁6g

柏子仁12g　　　川牛膝10g　生黄芪12g　枳壳10g

六诊：2009年3月11日。Lmp 3月10日，量多，无痛经，疲乏。舌薄白，脉弦。治法：经后补脾肾疏肝。

方药：

党参20g　　　　白术10g　　山药20g　　当归10g

丹参15g　　　　茺蔚子20g　女贞子12g　柴胡10g

赤芍10g　　　　白芍10g　　淫羊藿10g　佛手片10g

紫河车10g　　　竹茹12g　　何首乌10g

【按语】引产、刮宫导致肾气受损、肾精耗伤，致精气衰少，无精化血，血海不足，满溢不多，故经少。肝肾同居下焦，肝肾同源，肾精不足，肝失所养，肝血亏。白带少亦为肝肾不足之象，"盖白带出于胞宫，精之余也。"（《景岳全书·妇人规》），肾气衰，肾精亏，带下亦涸。炙龟甲、熟地、女贞子补肾填精益阴；菟丝子、巴戟天、覆盆子、肉苁蓉温补肾阳；茺蔚子补肾活血；当归、生地、川芎、鸡血藤养血活血调经；柴胡疏肝理气；威灵仙、丝瓜络通络。全方补肝肾养血的同时活血、理气、通络，补中有行。三诊时，因患者症见腰酸、怕凉，加入附子、肉桂补益命门，温肾阳以化阴，且附子、肉桂配入补气养血药中，有温运阳气，鼓舞气血生长的功效。治疗近2月，患者月经量明显增多，白带稍多，继续以补肾养血调理。

案4 蒋某某，37岁。2009年3月17日初诊。

主诉：引产后月经量少7个月。

现病史：去年8月因药物原因妊娠4个月引产，引产后因膜脱不全清宫。现月经2/28天，量较前减少1/2，色正，有小血块，腹隐痛。今周期第4天，Lmp 3月14日，经期2天，Pmp 2月16日，经期半天。既往诊断PCOS，做过2次IVF+ET未成功。目前纳、眠、便正常。

既往史：有类风湿性关节炎，现已停药半年多。

经产史：12岁初潮，月经5~6/30天，妊1产0。

舌脉：舌苔薄白，脉弦。

诊断：月经过少。

辨证：冲任受损，肾虚，气血不足。

治法：补肾滋冲任。

方药：

炙龟甲^{先煎}15g	何首乌10g	当归10g	丹参15g
红花6g	茺蔚子10g	菟丝子20g	女贞子12g
紫河车10g	竹茹12g	巴戟天10g	鸡血藤20g
熟地12g	柴胡10g	制香附10g	生蒲黄^{包煎}0g

二诊：2009年4月20日。服上方21剂，今周期第8天。Lmp 3月14日，经期3天，量较前有所增加，无明显不适。

【按语】患者有不育史，清宫后月经量少，素体肾虚而又冲任受损，经期有小血块，脉弦，所以兼血瘀、肝郁之象，在龟甲、何首乌、菟丝子、女贞子、巴戟天、紫河车、熟地、当归补肾养血滋冲任的同时，酌加活血之茺蔚子、红花、鸡血藤、蒲黄，祛瘀以生新，柴胡、香附疏肝理气，气行则血行。

案5 马某，36岁。2006年4月30日初诊。

主诉：月经量少近3年。

现病史：2003年妊3月胎停育后行清宫术，术后月经量较前减少近一半，月经1~2/28天，量少色深，质稠，时有痛经，Lmp 4月27日，将净，量少，经前乳胀，经行第1天便溏，现乏力，怕冷，纳好，眠好，苔薄黄，脉弦。理化检查：2004年10月23日查FSH：8.8U/L，LH：8.1U/L，E₂：30pg/ml。2006年查FSH：2.07U/L，LH：5.39U/L，E₂：207.3pg/ml，P：3.66ng/ml，PRL21.50ng/ml，T 0.40ng/ml。

经产史：14岁初潮，月经5~7/30天，1997年结婚，妊1胎停育1。

西医诊断：月经过少。

中医诊断：月经量少。

辨证：肝肾不足，肝郁气滞，冲任胞宫失养。

治法：补益肝肾，调冲任。

①平时：

菟丝子20g	覆盆子20g	茺蔚子10g	车前子^{包煎}10g
女贞子12g	枸杞子15g	炙龟甲^{先煎}15g	巴戟天10g
柴胡10g	鸡血藤15g	肉苁蓉10g	制附片3g
熟地10g	生黄芪15g	白术10g	山药15g

②经期服血塞通软胶囊及少腹逐瘀胶囊。

二诊：2006年11月12日。服药后9、10、11月份月经量色正常，诸症减轻，经期仍有乳胀。舌淡，苔薄黄，脉弦。效不更方。经期服血塞通软胶囊。

【按语】胎停育病因多端，而与肾气虚关系最为密切，胞脉者系于肾，肾气亏虚，胎失所系。肝主藏血，血以养胎；脾主健运，水谷精微正常输布，则胎气旺。肾肝脾三脏亏虚，胎失所养而停止发育。刮宫术后冲任、胞宫直接受损，耗伤肾精，肝肾同源，肝肾不足，冲任血海不盈而月经量少。刮宫术后易瘀血停留，冲任受阻，发为月经量少。月经量少色深，质稠为血瘀之象，不通发为痛经。经前乳胀，脉弦为肝郁气滞之征。脾肾阳虚可见乏力、怕冷、便溏。非月经期蔡老师以补益肝肾调冲任为法，辅以健脾疏肝。方中菟丝子、覆盆子、枸杞子、车前子为五子衍宗化裁，具有补肾益髓填精之功。

炙龟甲补肾填精；女贞子补益肝肾；菟丝子既可补肾又可活血调经；熟地养血滋阴，补精益髓；巴戟天、肉苁蓉补肾助阳；制附片温中助阳，即"滋水更当养火"之意，使肾中阴平阳秘、精血俱旺，则月经自调；黄芪、白术、山药健脾益气，以资气血生化之源；柴胡疏肝理气；鸡血藤养血活血。

月经期予血塞通胶囊及少腹逐瘀，血塞通成分为三七总皂苷，三七具有活血定痛作用。少腹逐瘀胶囊温经活血，散寒止痛。二药合用，温经活血止痛，可改善经量少及痛经的症状。患者服药4月余，2006年11月12日复诊时诉9、10月经色量正常。纵观蔡老师用药，培本复原、滋阴助阳、活血化瘀，有标本同治之功，故而疗效良好。

三、跟师体会

（一）攻补兼施

月经量少，全实者少，虚而夹实者多。"经水出诸肾"治以补肾益精为主，肾精充足，肾气盛，冲任流通，血海充溢则经调。根据辨证健脾养血，以后天养先天。适当伍入通调气血之品，达到攻补兼施，催经下行的目的。切不可一味妄用破血通利之法，重伤气血。亦不可一味应用滋腻养血之品，以致脾胃受伤或肾阳被遏，"化源更形不足反燥精血"。

（二）分阶段论治

临床对月经过少除了辨证施治外，尚需注意分平时与经期不同阶段论治。虚证者，平时重在补肾养血、益气调经，经期则注重养血活血，如四物汤加减，常加鸡血藤、丹参、川牛膝、川续断、红花、桂枝、黄芪等，血瘀明显者则血府逐瘀汤加减。

第六节　补肾健脾、固冲安胎治疗先兆流产

先兆流产是妊娠过程中较常见的并发症，表现为妊娠28w前出现阴道流血、腹痛等症状。妊娠12w内为早期先兆流产，12~28w内的称晚期先兆流产。

先兆流产的原因大体包括孕妇及胎儿两大方面。孕妇方面包括内分泌功能失调如黄体功能不良、多囊卵巢、高催乳素血症、糖尿病及甲状腺功能不足等；免疫紊乱包括自身免疫型及同种免疫型；支原体、衣原体等引起的生殖道感染；还有高热、严重贫血、严重营养不良、放射性、毒性物质接触及生殖道畸形如双子宫、子宫肌瘤等均易导致先兆流产。胎儿方面的因素主要是受精卵的染色体异常。

西药常用的保胎药为孕激素及绒毛膜促性腺激素，免疫性流产则采用抗凝治疗及免疫抑制治疗。

一、中医病机：脾肾亏虚、冲任不固

先兆流产属中医胎漏、胎动不安，常见病因病机有肾虚、气血虚弱、血热、外伤及毒物、毒药、癥积。病机以虚为主，与脾肾两脏及气血不足关系尤为密切，即使属于血热、外伤或毒物、毒药、癥积为患，亦因妇女及妊娠特殊生理状况之故，常呈虚实兼夹之候，而鲜有全实之证。

蔡老师认为脾肾亏虚、冲任不固乃本病病机关键。肾为先天之本，元气之根，主生殖，主藏精而系胞胎；脾为后天之本，气血生化之源。肾旺自能荫胎，气旺血充自能养胎。胎孕初成，则赖先天肾精滋养和肾气的巩固及后天气血的濡养。若肾气不足，脾虚血少，冲任不固，胎失所养，则可致胎漏、胎动不安，甚至堕胎或胎死腹中。同时，脾肾气血又相互作用、相互影响，肾气不足导致脾气匮乏，进而不能生化精血；脾虚则血弱，穷必及肾，致精血不足，冲任不固，胚胎不能正常发育而致流产。赵献可《邯郸遗稿·妊娠》中载："胎茎之系于脾，犹钟之系于梁也。若栋柱不固，栋梁必挠。所以安胎先固两肾，使肾中和暖，始脾有生气……"

二、中医治法：补肾健脾、固冲安胎

根据胎居母腹赖血养、气载、肾系之说以及"妇人之生，有余于气不足于血"而"血气贵乎清谧调和"诸论，常用补脾、固肾、养血、清热等法，补脾肾，强冲任是治疗本病的关键。临证时又当明辨寒热虚实、分清标本缓急，"随症随经，因其病而药之，乃为至善。"此时遣方用药温补不宜辛热，调气不能过于香燥，清热不宜过于苦寒，而破瘀、行气、通利、有毒之品更应审慎。根据标本缓急，治本的同时配伍止血、止痛药。除药物治疗外，患者还需调摄情志、劳逸适度。

蔡老师治疗先兆流产以补肾健脾、固冲安胎为主，佐以养血，自拟"补肾安胎饮"：菟丝子、川续断、桑寄生、阿胶、山药、白芍、白术、苏梗。方中菟丝子、山药为君药，同归脾肾经，菟丝子补肾养阴，益阴固阳，肾旺自能荫胎；山药平补肾、脾、肺三经，先后天同补，气血得生，胎元得养。川续断、白芍、阿胶为臣药，川续断固肾强腰安胎；白芍养肝血，敛阴和营；阿胶养血止血。桑寄生、白术、苏梗同为佐使药，桑寄生补肾强筋骨；白术健脾益气安胎；苏梗宽胸理气安胎，并使补药补而不滞。诸药合用补肾养精，健脾养血，固冲安胎。临证时随症加减：脾虚明显者加生黄芪、太子参或党参；血虚者加何首乌、当归、生熟地；阴虚内热者加女贞子、石斛、百合、麦冬；肝郁者加佛手片；胎长缓慢者加黄芪、何首乌、紫河车；腰酸加杜仲、山萸肉；热象明显加黄芩、黄连。

三、动态观察病情变化，配合西药保胎

应用中医治疗的同时，随时检测患者血β-HCG、PRO及E_2的水平及B超，以了解病情及治疗效果，并根据数值变化调整治疗方案。除检测激素外，利用B超鉴别先兆流产及宫外孕，并观察治疗效果。必要时配合西药治疗。

四、重视心理治疗

保胎既包括药物治疗亦包括心理治疗，古人云："药治不如心治。"先兆流产患者均有一定的心理负担，精神因素是造成流产的重要原因之一，尤其是曾有流产史的患者，因此对早期先兆流产患者予心理治疗，使其保持良好的精神状态尤其重要。

五、典型医案

案1 曾某某，34岁。2007年3月29日初诊。

主诉：停经29天，小腹隐痛1天。

现病史：周期第29天，Lmp 2007年2月28日，现小腹隐痛，无阴道出

血，口干，便秘。3月26日查PRO：107.9nmol/L，β-HCG：121.5mIU/ml。平素月经规律，月经量少。曾孕5次，有3次人流，2004、2005年均孕70余天发现胎停育，后清宫术。2006年因于人民医院宫腔镜下行宫腔粘连分解术，后月经量仍少。曾B超检查提示子宫内膜薄。实验室检查：今日PRO：101.2nmol/L，β-HCG：683.1mIU/ml。

舌脉：舌尖红，苔薄黄，脉滑。

西医诊断：停经后腹痛待查，先兆流产？

中医诊断：妊娠腹痛。

治法：与患者交代病情，不排除宫外孕可能，先按先兆流产治疗，并收入院进一步观察、治疗。

方药：

①予HCG2000u隔日肌内注射。

②中药补肾安胎：

白芍12g	黄芩10g	菟丝子20g	何首乌10g
苏梗10g	沙参30g	川续断12g	炒扁豆12g
玄参10g			

二诊：2007年4月2日。患者3月29日住院，已服中药4剂，隔日肌内注射HCG2000u。近日无腹痛，诉恶心，乳胀。PRO：89.4nmol/L，β-HCG：4559mIU/ml，较用药前明显升高，B超提示宫内早孕。蔡老师认为：据患者B超、化验结果和临床症状，明确诊断。中医诊断：胎动不安（肾虚）。西医诊断：先兆流产。西药治疗不变，中药上方去玄参，加桑寄生15g、紫河车10g、砂仁3g。

三诊：2007年4月9日。4月4日查β-HCG：8207mIU/ml，PRO：89.54nmol/L，E_2：812.5pmol/L。4月6日β-HCG：17002mIU/ml，PRO：135.6nmol/L，E_2：1223.6pmol/L。现偶有黄带兼微量血丝，恶心加重，昨日便秘，肠鸣。舌红苔薄黄，脉细数。蔡老师认为近几日患者的E_2、PRO、β-HCG均持续增长，情况良好，继续用绒毛膜促性腺激素2000IU，隔日肌内注射。注意休息，保持乐观情绪。4月2日方加瓜蒌15g。

四诊：2007年4月16日。患者阴道偶有黄褐色分泌物，恶心加重，时有胸闷，舌红，苔薄白，脉细滑。前日复查血β-HCG：64841.00mIU/ml，PRO：

106.6nmol/L。蔡老师嘱患者停经近7周，血β-HCG数值增长平稳，孕酮水平有所下降，用黄体酮20mg每日肌内注射，HCG2000IU隔日肌内注射，因患者二便已调，故上方中去瓜蒌、扁豆，沙参改为太子参，并将砂仁加大至6g，原方再加入白术10g、山药20g、黄芪15g以长胎。

患者以此方案治疗10天，4月27日血β-HCG：163256mIU/ml，PRO：125.8nmol/L，E$_2$：2256pmol/L。B超：宫腔内可见胎囊及胎心搏动，胎芽长23mm，提示：宫内早孕（9w+1d），子宫肌瘤可能，左附件区小囊肿。患者无腹痛及阴道出血，无不适主诉，纳眠尚好，二便调。蔡老师查房认为患者已孕满12周，可停用HCG，因PRO水平不稳定，黄体酮暂不停，仍每日用20mg。中药继服上方。依前法治疗40余天，患者无腹痛及出血，B超：宫内单活胎，13w+1d。蔡老师认为患者一般情况好，可以出院，出院后可继续服汤药。

【按语】因患者既往2次自然流产史，此次妊娠后症见腹痛，所以一经检查出妊娠即予中西药保胎治疗。

患者多次人流，伤及冲任，导致肾虚胎元不固而有堕胎病史。患者5孕2堕，此次受孕，又出现腹痛，属"妊娠腹痛"范畴。堕胎多责之于脾肾，肾虚则冲任失固，胎失所系，脾虚则气血生化无源，而血虚精少，胎失所养，因而屡孕屡堕。本例患者口干，苔薄黄为阴虚内热之象，热邪内伏冲任，扰动胎元也可见小腹疼痛不适，脉滑则示脾虚有湿，因此中药在补肾健脾的基础上养阴清热安胎。方中菟丝子、川续断补肾强腰系胎；白芍养血敛阴、缓急止痛；黄芩坚阴清热安胎；阴虚津伤则见口干、便秘，玄参、沙参、首乌滋阴增液，润肠行舟；苏梗顺气安胎，炒扁豆健脾利湿。7剂后腹痛止，恶心，PRO及β-HCG较用药前明显升高，加桑寄生、紫河车加强补肾安胎之力，砂仁调中理气。四诊时患者阴道偶有黄褐色分泌物，PRO：106.6nmol/L。鉴于孕酮水平有所下降，所以每日肌内注射黄体酮20mg，原方再加入白术、山药、黄芪以增强补脾安胎之力。经治疗患者孕满12周，B超：宫内单活胎（13w+1d），故继续按原法治疗巩固疗效，以求全功。

患者既往滑胎史，此次妊娠后腹痛，所以配合西药保胎，HCG具有类似黄体激素的作用，可以刺激妊娠黄体分泌雌激素和孕激素，有利于子宫内膜局部内分泌—免疫细胞—细胞因子网络功能的稳定，促进胎盘血管的生成、胚胎的正常生长发育。

案2　刘某某，34岁。2007年1月15日初诊。

患者因停经41天，阴道出血1天于2007年1月10日由门诊收入院。2007年1月10日查尿HCG阳性，入院时阴道少量褐色出血，小腹胀痛，乏力。入院后予人绒毛膜促性腺激素（HCG）隔日肌内注射2000u，现患者已无阴道出血，无腹痛等，纳可，便秘。舌淡苔白，脉滑。

既往史：无殊。

过敏史：否认药物、食物过敏史。

经产史：13岁初潮。月经5~6/26~29天，28岁结婚，孕7产0，4次药流史，2005年7月因胎停育清宫术，2004年4月孕9周无胎心，自然流产。

实验室检查：（昨日）血β-HCG：62577mIu/ml，PRO：58.43ng/ml。

西医诊断：停经后腹痛待查，先兆流产？

中医诊断：胎动不安？

方药：

①黄体酮20mg与HCG2000u，隔日交替肌内注射。

②中药补肾安胎：

黄芪15g	白术10g	菟丝子15g	川续断10g
桑寄生12g	阿胶珠6g	白芍30g	何首乌10g
陈皮10g	炙甘草6g	黄芩6g	黑芝麻12g

二诊：2007年1月22日。患者服上方7剂，已无阴道出血及腹痛，无肛门下坠感，无明显恶心、呕吐。彩超：宫内早孕，6周，三胎可能。先兆流产诊断成立。查PRO＞190.8ng/ml，β-HCG：47805mIU/ml。舌尖红，舌质暗，苔薄白，脉滑。治法：补肾安胎，滋阴养血。

方药：

首乌10g	当归身6g	炙黄芪15g	白术10g
菟丝子15g	川续断10g	桑寄生12g	阿胶珠6g
白芍30g	陈皮6g	炙甘草6g	黄芩6g

三诊：2007年2月5日。患者今晨阴道出血，量中，色鲜红，无腹痛。昨日阴道少量出血，呈咖啡色。舌红，苔薄白，脉滑。彩超：宫内早孕9W+6d

（三胎，其中2胎停育）。其中一胎囊内见胎儿，胎心良好，其后方可见胎囊，内见块样组织，未见胎心，宫腔下段连宫颈口见囊性结构，未见胎芽、胎心，蔡老师嘱应继续保胎治疗，加黄体酮20mg，im，qd，密切观察阴道出血及腹痛情况，嘱其卧床休息，中药补肾安胎。

方药：

白芍15g	陈皮10g	黄芩10g	炒枣仁10g
菟丝子10g	川续断10g	桑寄生10g	首乌10g
炙黄芪10g	白术10g	太子参20g	佛手片10g
砂仁3g			

四诊：2007年2月26日。已服上药12剂后患者一般情况可，无明显阴道出血，无腹痛，轻度腰酸，眠安，二便调。舌尖红，苔白，脉滑。蔡老师认为患者已孕12周，可将HCG减至隔日肌内注射1000U。

方药：

白芍15g	陈皮10g	茯苓10g	菟丝子15g
川续断10g	桑寄生12g	首乌10g	炙黄芪15g
白术10g	太子参10g	砂仁3g	黑芝麻15g
麦冬10g	竹茹10g		

五诊：2007年3月5日。患者无阴道出血，轻度腰酸，余无不适。蔡老师认为患者PRO>190.8nmol/L，β-HCG：99680mIU/ml，保胎效果良好，且已孕13周，可减HCG量至1000U，每周肌内注射2次，孕酮不变。中药去砂仁，加苏梗10g，生地10g。

患者3月16日停黄体酮及HCG，3月19日无阴道出血及不适，病情平稳，出院。

【按语】患者4次药物流产史，导致肾虚冲任受损，故2孕2堕，属滑胎。此次妊娠后出现少量阴道下血，伴小腹胀痛，可诊断为胎动不安。本病需与宫外孕相鉴别，两者均以停经后阴道出血、腹痛为特点，后者小腹疼痛剧烈，伴头晕心慌，与本患者不符，但仍需B超以鉴别。

安胎当以补肾培脾为要，补肾乃安胎之本，而培脾为益血之源，本固血足，而胎自安。川续断、桑寄生、菟丝子皆味甘辛性微温，功擅补肾强腰系胎。黄芪、白术、陈皮、炙甘草益气健脾，使胎有所载，肾固而脾健自无胎动不安之虞。黄芪甘温益气，合白芍、首乌气血双补，且芪善升阳有举载胎元免于下坠之功，佐黄芩坚阴止血清热安胎。何首乌、黑芝麻滋阴润肠通便。

患者屡孕屡堕，此次妊娠后出现阴道出血，查孕酮水平低，所以予黄体酮及HCG交替以加强疗效。二诊时患者孕酮水平较高，HCG水平偏低，故将HCG加至2500u隔日肌内注射。五诊时考虑患者舌尖较红，阴虚有热，中药去砂仁，加苏梗、生地，滋阴清热理气，安胎治疗。经中西医治疗患者孕近15周，病情平稳。

蔡老师此案应用黄芩、白术安胎，因该患者疲乏、舌尖较红，为脾虚、阴虚有热，予白术健脾，黄芩坚阴清热安胎。但并不盲目推崇"黄芩、白术为安胎圣药"。朱丹溪《丹溪心法》："妇人有孕碍脾，运化迟而生湿，古人用白术、黄芩为安胎之圣药，盖白术健脾燥湿，黄芩清热故也……"蔡老师认为"胎前宜凉"的一般性安胎原则，用于气盛有热者相宜，对于气虚偏寒者则不当，故不固执"清其热则血不致妄行而能养胎"。

案3 张某，38岁。2009年2月1日初诊。

主诉：停经37天，阴道出血3天。

现病史：周期第37天，Lmp 2008年12月27日，BBT上升21天，自查尿HCG阳性，1月29日查血HCG：550.2mIU/ml，E_2：159.1pmol/L，PRO：24.06nmol/L，前日有少量阴道出血，1月29日加服黄体酮胶丸，现仍有褐色分泌物，腹不适，纳差。无特殊病史。

经产史：13岁初潮，5~6/25~26天，量中，妊2产0，分别于2001年、2006年均妊娠50天发现胚胎在40天左右已停止发育。

舌脉：舌苔淡黄白稍厚，脉沉小滑。

西医诊断：复发性流产，先兆流产？

中医诊断：胎漏？

辨证：脾肾不足，冲任失固。

治法：补肾健脾，固冲任。

方药：

| 菟丝子20g | 何首乌10g | 太子参15g | 生黄芪12g |

白术12g	黄芩10g	白芍15g	女贞子12g
怀山药30g	紫河车10g	竹茹12g	苎麻根15g
杜仲10g	阿胶^{烊化}10g		

黄体酮胶丸200mg/d。

二诊：2009年2月4日。停经40天，今日查HCG：9855mIU/ml，PRO：126.2nmol/L，E₂：1176pmol/L。尚有浅褐色分泌物，腹不适，时有恶心加重，乳胀，无腰酸，尿频，便尚调，眠尚好。舌苔淡黄白，脉弦小滑。

方药：原方加砂仁6g、苏梗10g。继服黄体酮胶丸每日2丸。

三诊：2009年2月11日。服中药10剂，已无阴道出血。今晨查血HCG：40325mIU/ml，PRO：151.7nmol/L，E₂：2733pmol/L，早孕反应无明显变化，夜尿频不痛，舌苔薄白质嫩，脉弦小滑。治法：补肾健脾安胎。

方药：

菟丝子20g	山药15g	川续断12g	白术10g
茯神30g	生黄芪15g	太子参20g	麦冬10g
苏梗10g	佛手片10g	覆盆子15g	芡实15g
砂仁^{后下}6g			

四诊：2009年2月18日。2月16日B超：可见卵黄囊、胎芽，胎心搏动可见，阴道有少许出血，暗红。血HCG：78690mIU/ml，PRO：49 76nmol/L，E₂>1000pg/L。纳呆。舌质嫩红，苔薄白，脉弦小滑。

方药：原方去太子参，加黄芩10g，佛手片10g，竹茹12g。

五诊：2009年2月25日。停经61天，便秘，腹胀，质嫩，苔淡黄，脉弦。治法：补肾养血安胎。

方药：

菟丝子20g	肉苁蓉10g	生熟地各6g	玄参10g
沙参15g	麦冬10g	黄芩10g	竹茹12g
佛手片10g	苏梗10g	砂仁^{后下}6g	瓜蒌仁12g

患者后生一女。

【按语】患者胎停育2次，"女子肾虚系于胎……若肾气亏损便不能固摄胎元"。患者素肾虚冲任不固，此次妊娠后阴道出血，腹不适，纳差，为脾肾不足，冲任不固。

方中菟丝子、杜仲、女贞子补肾强腰安胎；太子参、黄芪、白术、山药健脾益气载胎；配伍白芍养血和营；阿胶养血止血；苎麻根凉血止血；紫河车补气血安胎。

蔡老师认为，导致胎漏、胎动不安的原因虽多，但不外脾肾虚损、气血不足、冲任失固，其中以肾虚无以载胎，脾虚失于濡养为病机关键，治疗以补脾肾、益气血、固冲任为基本治则，并参照患者临床表现、体质及基础病灵活应用。如此患者有阴道出血时加阿胶、苎麻根止血；夜尿频加覆盆子、芡实补肾固涩缩尿；五诊时便秘、腹胀则加瓜蒌仁、佛手、苏梗润肠通便、理气。

案4 马某，36岁。2007年5月27日初诊。

主诉：停经46天，阴道褐色分泌物6天。

现病史：今周期第46天，Lmp 4月10日，经期4天，近6天阴道有褐色分泌物，疲乏，纳眠可，二便调。今日外院查：血β-HCG：1720mIU/ml。2004年12月因胎停育清宫。

舌脉：舌质暗，苔薄白，脉弦小。

西医诊断：停经阴道出血待查，先兆流产？

中医诊断：胎漏？

辨证：肾虚脾弱，冲任不固。

治法：补肾健脾安胎。

方药：

菟丝子20g	白芍15g	生地10g	熟地10g
山药30g	莲肉12g	苏梗10g	川续断12g
沙参15g	黄芩10g	紫河车6g	女贞子10g
侧柏炭10g			

二诊：2007年5月29日。停经48天，已无阴道出血，PRO：49.72nmol/L，HCG：12341mIU/ml，舌质暗，苔微黄，脉弦。

方药：中药原方去侧柏炭、熟地，加阿胶珠10g，麦冬30g，紫河车改为10g。

三诊：2007年5月31日。PRO：60.82nmol/L，HCG：22090mIU/ml，乳

胀，腹胀排气，无恶心及择食，无血性分泌物。舌质暗苔薄白，脉弦。治法：补肝肾养胎。

方药：

菟丝子20g	山药12g	山萸肉10g	生地6g
熟地6g	川续断12g	紫河车6g	莲肉15g
竹茹12g	陈皮10g	佛手10g	木香6g
当归6g	生黄芪15g	白术12g	谷芽15g

四诊：2007年6月5日。昨日B超宫内孕6w-1d，胎囊1.1cm，可见胎心搏动。舌质暗，苔薄黄，脉弦小。

方药：

菟丝子20g	川续断12g	桑寄生15g	白术10g
黄芩10g	莲肉12g	紫河车10g	当归6g
白芍12g	佛手10g	竹茹12g	苏梗10g
玄参12g	生黄芪15g		

后以补肾健脾安胎为基本治则，随症加减，2007年7月19日B超提示孕13周，单活胎。

【按语】患者妊娠后出现阴道少量出血，无腰酸、腹痛、小腹下坠，称为"胎漏"。胎漏是堕胎、小产的先兆，患者既往有堕胎史，所以予中西医结合积极保胎治疗。肾主系胞，为冲任之本，肾虚冲任失固，蓄以养胎之阴血下泄，故阴道少量出血。疲乏为气血虚弱之征。方中菟丝子补肾益精，固摄冲任，肾旺自能荫胎。川续断补肾安胎。山药、莲肉、沙参健脾益气调中，以助生化之源，使气旺以载胎；白芍、生熟地补血养血安胎；紫河车补精、益气养血；黄芩、侧柏炭清热凉血止血。二诊时加阿胶珠增强补血养血安胎之功。后患者出现腹胀，所以予陈皮、佛手行气健脾，黄芪益气升提，固摄胎元。

胎漏、胎动不安的治疗过程中应首辨胚胎是否存活，在整个治疗过程中动态观察病情的变化，如阴道出血、腰酸、腹痛、下坠之症，并以血PRO、HCG及B超观察病情及诊疗效果。诊疗过程中注重与宫外孕鉴别，因患者妊娠不易，既往有自然流产史，所以一旦妊娠即行安胎治疗，同时密切观察患者是否有腹部疼痛加重、出血增加、头晕等症，最终以B超鉴别诊断。

六、跟师体会

（一）安胎要早

有流产史及不孕患者一旦妊娠即中西医结合保胎治疗，因患者本身肾虚加之胎儿宝贵。

（二）安胎紧抓脾肾

安胎之基本原则，重在补肾以固胎元。肾主先天，脾主后天，从先天以固胎元，从后天以养胎体。肾脾合治，并结合孕妇体质的寒热虚实，适当加以用药。对于补肾安胎的药物，以菟丝子为首选。《本草正义》说："菟丝子多脂微辛，阴中有阳，守而能走，与其他滋阴药之偏于腻者绝异。"

（三）妊娠期用药体会

1. 腰酸

孕妇腰酸多为肾气不足，腰酸坠胀剧烈不解是胎漏、滑胎的预兆，必须引起重视。药可重用续断、杜仲、桑寄生、菟丝子、覆盆子等固肾壮腰之品。

2. 腹痛、坠胀

补肾健脾安胎，同时补气升提和理气药同用。用黄芪、党参、苏梗、佛手片、陈皮等益气行气。补气升提不用升麻，即使用也只用到3g。

3. 腹泻

健脾益气，升阳化湿。药用党参、茯苓、白术、炒扁豆、藿香、山药、莲肉、益智仁等。若腹泻、腹痛、腰酸疼同时出现，一般先治疗腹泻，后疗腹痛，再治腰酸疼。因为腹泻不及时解决，久泄必伤元气而有滑胎之虑。

4. 阴虚有热

孕妇的精血需要供养胎儿，故常处于阳常有余，阴常不足之中。如出现心烦易怒，口干，大便干燥，小便黄赤，舌红有裂等症，加入石斛、白芍、沙参、生地、麦冬等滋阴润燥之品。

5. 便秘

多由内热津亏引起。孕妇易大便不通畅。孕妇通便不可用峻猛药，硝黄之类属于禁忌，润下之药亦当慎用，润肠药有滑胎之虞。可用黑芝麻、瓜蒌仁、玄参、何首乌润肠通便，但需注意何首乌滋腻，血虚者用之适宜。

6. 失眠

孕妇阴血虚，心肝易于失养，心阴不足而致失眠，于基本方中酌加炒枣仁、夜交藤以养心安神。

7. 白色念珠菌等所致的带下

方中酌加苍术、炒扁豆、白术、莲肉、薏苡仁健脾利湿。

第七节　益肾健脾调肝治疗黄体功能不健

黄体功能不全（Luteal Phase Defect，LPD）是由于黄体分泌孕酮不足，或黄体过早萎缩，卵泡发育不良，子宫内膜分泌欠佳，而影响受精卵着床，其重要因素是黄体生成激素分泌受到干扰而影响黄体合成和分泌孕酮作用。主要表现为月经失调，包括月经先期、后期、先后不定期以及月经量少、经前出血，不孕，不育，经前乳胀。如果BBT双相但高温在9~11天之间，或呈阶梯状，黄体中期测孕激素数值低于7.42ng/ml即可诊断黄体功能不全。此病可单独存在也可伴见高泌乳素血症、多囊卵巢综合征、卵巢功能低下等卵泡生长、发育不良等疾病。黄体功能不全是引起不孕、不育的主要因素之一，所以要引起足够的重视。

一、中医病机：肾虚，偏于肾阳虚，兼脾虚、肝郁

黄体期是从排卵后到行经前，BBT是呈高温相的阶段。排卵后由于卵巢黄体的形成，子宫内膜在增生的基础上受雌、孕激素的影响出现分泌现象，内膜继续增厚，腺体继续变长、弯曲，为胚胎着床做好准备。中医认为此期为由阴入阳阶段，阴精化为阳气，温煦子宫，以利孕卵生长。阳气不足者，

常与脾肾不足有关。素体脾弱，或饮食不慎，或劳累过度，或饮食伤及脾胃，脾胃不足，久必及肾，导致肾阳不足。先天肾阳不足，或后天房劳伤肾，损伤肾阳，肾阳虚则火不暖土，影响脾胃运化。《傅青主女科》指出："无肾中之火气，则脾之气不能化""盖胃土非心火不能生，脾土非肾火不能化，心肾之火衰，则脾胃失生化之权。"阳气不足，影响子宫的温煦及藏固。另外，女子又"以肝为先天"，肝肾同源，并居下焦，肾虚失煦，肝郁失疏，往往阴转阳化迟缓，阳气不及，不能达到正常的阴阳平衡状态。蔡老师认为LPD的病机主要为肾虚，偏于肾阳虚，脾虚，兼有肝郁。

二、中医治法：补肾、健脾、调肝

基本方：菟丝子、巴戟天、熟地、山药、肉苁蓉、紫河车、芍药、玫瑰花。其中菟丝子、巴戟天为君药，补肾阳；熟地、山药、肉苁蓉为臣药，补肾健脾；紫河车、芍药、玫瑰花为佐使药，养血疏肝。其中玫瑰花可以疏肝、活血、理气，其调肝作用好。因为不孕者多有肝郁气滞，应用玫瑰花调和气血，还可以治疗经前乳房胀。

加减：食欲差者减紫河车、熟地。月经周期短者加阴药，如女贞子、知母，并加太子参益气养阴。月经周期长属阳分不足，应加温阳药，但方中已有，所以可以在卵泡期加炙龟甲、当归、何首乌让卵泡发育好，卵泡发育好则黄体功能好。经前点滴出血为黄体过早衰退，予补肾温阳止血，加鹿角霜、阿胶、山萸肉，其中阿胶养血止血，山萸肉既可止血又可敛汗。乳房胀加鹿角片、香附、柴胡、八月札。乳胀明显加橘核、橘络。阳虚明显加附片、仙茅、淫羊藿，附片从3g开始用，因附子温散，恐伤阴血，所以加熟地，一走一守。阴虚加玉竹。气虚加党参、黄芪。脾虚加白术、莲子、砂仁、党参、人参。内膜薄加人参。子宫内膜异位加血竭、三七。高泌乳素血症加鹿角霜、炒麦芽。

三、典型医案

崔某某，29岁。2007年5月20日初诊。

主诉：月经提前伴量少1年，自然流产后3个月。

现病史：近1年月经周期5~6/22~26天，量较前减少1/3，无腹痛及血块。

3个月前妊娠40天自然完全流产。今周期第23天，Lmp 4月28日，Pmp 4月7日，中期白带减少，经前乳胀，BBT上升10~11天，平时无明显不适，纳、便、眠正常。现避孕。

既往史：否认传染病史，有阴道炎病史。

经产史：14岁初潮，5/28天，妊1产0，夫精液正常。

舌脉：舌质暗，苔薄白，根厚，脉弦。

西医诊断：不孕症、黄体功能不健。

中医诊断：小产后、月经先期。

辨证：肾虚肝郁。

治法：补肾疏肝。

方药：

菟丝子20g	当归10g	白芍15g	熟地10g
女贞子10g	川芎10g	白术10g	茯苓15g
柴胡10g	鹿角霜15g	佛手片10g	谷芽15g

二诊：2007年6月3日。服药7剂，今周期第12天，Lmp 5月23日，经期5天，量较前多些，口干，近日有透明白带，舌苔淡白黄厚，脉弦。原方加藿香、佩兰各6g，紫石英15g。

三诊：2007年7月8日。服上方7剂，上周期5/27，BBT双相上升13天。今周期第21天，Lmp 6月18日，经期5天，量中。现BBT已上升爬坡，透明白带不多，无乳胀。舌苔淡黄白厚，脉弦。治法：补脾肾，调冲任。

方药：

菟丝子20g	女贞子10g	当归10g	川芎6g
白术12g	茯苓15g	泽泻6g	党参15g
柴胡10g	淫羊藿6g	鹿角霜3g	蔻仁10g

经期：四物颗粒。

四诊：2007年7月22日。上周期5/32天，BBT爬坡上升14~15天。Lmp 7月19日，未净，量中，时有腹疼。舌淡黄白厚，脉弦。治法：调理肝脾。

方药：

当归10g	川芎10g	白芍12g	白术15g
茯苓30g	泽泻10g	菟丝子20g	茺蔚子10g
柴胡10g	炒扁豆15g	肉苁蓉10g	淫羊藿6g

【按语】黄体功能不健（luteal phase defect，LPD）是指排卵后卵泡形成的黄体功能不良或过早退化使孕酮分泌不足或子宫内膜对孕酮反应性降低而引起的分泌期子宫内膜发育迟缓或停滞，或基质和腺体发育不同步，不利于受精卵种植和早期发育而引起的不孕、流产及月经失调等现象。患者月经提前，有自然流产史，BBT小于12天，符合黄体功能不健的临床诊断。

LPD的中医学病机主要有肾虚、血虚、脾虚、肝郁等。此患BBT上升不明显，有自然流产史，月经量减少，经前乳胀，脉弦为肾虚肝郁之象，所以补肾疏肝。方中菟丝子、熟地、女贞子、鹿角霜补肾；柴胡、茯苓、白术、芍药、当归疏肝解郁健脾。二诊时因当时正处于黄体期，黄体期是阳长阴消期，阳长以使受孕之精得以着床发育。此期冲任气血旺盛，阳气偏盛，所以补肾阳、补脾益气、疏肝以助黄体，因苔厚予茯苓、党参、蔻仁健脾利湿。四诊时BBT上升14~15天，较就诊时BBT高温相短有明显改善。

四、跟师体会

（一）卵泡期需补肾填精促进卵泡发育

黄体功能与卵泡发育密切相关，LPD的发病机制除了与黄体期异常有关，尚可因卵泡期异常引起。只有卵泡充分发育成熟，排卵后才能有健全的黄体。在卵泡期就要开始调治，中药补肾填精为主促进卵泡发育，这样机体才能顺利地由阴转阳。

（二）黄体期助阳为主，理气为辅

黄体期为阳长阴消期，常见头痛、心烦、失眠、乳房胀痛等肝火偏旺的症状，但根本原因在于肾虚，肝脾失调。《傅青主女科》在种子门中多处指出："无肾中之火，则脾之气不能化""盖胃土非肾火不能化，心肾之火衰，则脾胃失生化之权"。所以脾肾不足，气中阳衰，导致阳长不及，重阳不能延续，影响子宫的温煦及藏固，可能发生经、孕等诸多疾病。

前人提出"经前期以理气为先"的治法，许多文献也报道鉴于经前期有头痛、心烦、失眠、乳房胀痛等肝火偏旺的症状，所以经前期疏肝理气。但从生理周期的变化来看，经前期应以阳长阴消，重阳延续为主，治疗应扶助阳气，维持重阳延续，故助阳是主要的，理气是次要的。常用紫河车、菟丝子、巴戟天、肉苁蓉、山药、鹿角霜（或鹿角片、鹿角胶），也可以用紫石英暖宫助孕，但希望妊娠者BBT上升7天后即不用，因紫石英为矿物质药，对胚胎是否有影响还未知。在助阳的前提下，兼用疏肝理气之品，如柴胡、香附、陈皮、玫瑰花等，佛手片较为平和，为常用之品。疏肝不仅缓解症状，而且有助于调经。黄体期还可稍佐活血调经之品，此期用药选择平和之品，用量轻，常用鸡血藤、丹参等。

第八节　补肝肾调阴阳治疗围绝经期综合征

一、病机：肾虚为本、阴阳失调

女性在绝经前后出现一些或轻或重，或长或短的症状，如月经紊乱，烘热汗出，五心烦热，头晕耳鸣，烦躁易怒，甚至情绪失控，情志异常，失眠心悸，浮肿便溏，皮肤感觉异常等。

本病以肾虚为本，肾的阴阳平衡失调，影响到心、肝、脾，从而发生一系列的病理变化，出现诸多症状。因女性一生经、孕、产、乳，数伤于血，易处于"阴常不足，阳常有余"的状态，而且经断前后，肾气虚衰，天癸先竭，所以临床以肾阴虚居多。由于体质或阴阳转化因素，亦可表现为偏肾阳虚，或阴阳两虚，并由于诸多原因，常可兼夹气郁、瘀血、痰湿等复杂病机。

二、治法：补肝肾、调阴阳

蔡老师主张补肝肾、调阴阳治疗绝经前后诸证，减轻烘热汗出等不适症状，平稳渡过围绝经期。临床上以肝肾阴虚多见，治宜滋阴益肾。以六味地黄为基本方，随症加减。善补阴者，必于阳中求阴，故常于补肾阴药中辅以补肾阳之品，常用仙茅、淫羊藿、杜仲、巴戟天。烘热汗出者，加乌梅、五味子、生龙牡、浮小麦、桑叶、山萸肉收敛止汗；兼有五心烦热者，加知母、黄柏、鳖甲清热；口燥咽干、皮肤瘙痒者，加沙参、麦冬、石斛、玉竹滋阴润燥；兼有心烦易怒者加百合、郁金、柴胡；心悸者加茯神、远志、生龙牡；失眠多梦者加夜交藤、合欢皮、酸枣仁、茯神、柏子仁。头晕头痛，眼胀，干涩者加枸杞子、菊花、白蒺藜柔肝平肝。胸胁胀满窜痛，善太息，抑郁，情绪波动大，甚至性情变异，或心烦，急躁易怒，纳呆腹胀，便溏不爽，神疲乏力等肝郁脾虚者，加用疏肝健脾之品，合逍遥散或柴胡疏肝散随证加减应用。脾虚甚者加白扁豆、薏苡仁、砂仁、党参、白术。畏寒肢冷，倦怠乏力，颜面四肢水肿者加制附子、党参、黄芪、茯苓、防己、巴戟天温阳健脾利水。

对围绝经期患者要加强心理治疗，鼓励患者乐观地对待老年的来临，调动患者的积极因素，树立战胜疾病的信心。

三、典型医案

案1　李某某，41岁。2009年4月16日初诊。

主诉：月经不调4年余。

现病史：2005年起月经不调，量少，周期尚规律。2008年底月经明显错后，Lmp 4月10日，量少，色淡。Pmp 2008年12月，平时纳可，眠多梦，急躁，心烦。去年偶有烘热，手足冰凉，怕冷，记忆力减退，便秘，三日一行。

既往史：无特殊。

经产史：15岁初潮，5/27~30天，量中，色正常，时有痛经。妊3产1，人流2次。

舌脉：舌质红，苔薄黄，脉弦带滑。

诊断：围绝经期综合征。

辨证：肾气衰弱，冲任失滋。

治法：补肾养血滋冲任。

方药：

菟丝子20g	淫羊藿10g	巴戟天10g	知母10g
当归10g	肉苁蓉10g	桂枝3g	柴胡10g
合欢皮30g	何首乌10g	生黄芪20g	丹皮10g
煅牡蛎^{先煎}30g	葛根15g		

二诊：2009年4月23日。诸症减，舌质嫩，苔薄，脉弦，原方加炙龟甲15g，茺蔚子10g，红花6g。

【按语】经断前后肾气渐衰，肾精不足，阴阳平衡失常，出现阴阳俱虚见证。眠差、烘热、舌红、苔薄黄为肾阴不足，手足冰凉、怕冷又为肾阳虚之象。肾精亏虚，髓海不足，脑失所养故见记忆力减退、多梦；阴虚生内热故见烘热汗出；阴虚阳亢则烦躁；阴虚肠枯失润则大便干燥。治疗的原则为调补肾阴肾阳，使其在新的基础上达到相对平衡。菟丝子、淫羊藿、巴戟天、肉苁蓉温补肾阳；何首乌、当归补肝肾、益精血。肉苁蓉、何首乌亦有润肠通便之功；知母、丹皮清热滋阴。温肾壮阳药与清热滋阴药同用，以解除阴阳俱虚于下，虚火亢盛于上的证候。黄芪补气以助气血，柴胡、合欢皮疏肝解郁；桂枝温经通络；煅牡蛎育阴潜阳；葛根含有植物雌激素，可以改善更年期症状。

服药后患者症状减轻，加炙龟甲、茺蔚子、红花加强补肾填精、活血之力，促使月经来潮。

案2 任某某，45岁。2008年6月24日初诊。

主诉：月经不调1年。

现病史：近1年月经4~14/60天，量初少后多，腹隐疼，Lmp 6月1日，经期14天，Pmp 4月初，经期7天，量少。平时烘热出汗，梦多，脱发，白发增多。2008年4月1日外院B超：有子宫肌瘤，半径2.3cm。FSH：141mIU/ml，$E_2 < 73.4$pmol/L。

舌脉：苔薄黄质细裂，脉弦小。

西医诊断：围绝经期综合征。

中医诊断：绝经前后诸证。

中医辨证：肝肾不足。

治法：补肝肾。

方药：

当归10g	白芍15g	丹皮10g	山药30g
山萸肉10g	生地10g	熟地10g	炙龟甲[先煎]15g
茯神20g	泽泻10g	百合15g	生黄芪15g
何首乌10g	旱莲草10g	合欢皮30g	枳壳10g

二诊：2008年7月27日。停经50天，近1周烘热出汗，白带不多，脱发。舌苔淡黄，脉弦。7月22日查FSH：102.60mIU/ml，E_2：95.39pmol/L。原方加知母10g、紫河车10g、茺蔚子12g。

三诊：2008年8月14日。已无烘热出汗，白带多，不痒，偶有胸闷憋气，小腹隐痛，纳眠便尚好。舌质偏红，脉弦细缓。治法：补肾养血，滋冲任。

方药：

炙龟甲^{先煎}15g	何首乌10g	紫石英^{先煎}15g	知母10g

炙龟甲（先煎）15g　何首乌10g　　紫石英（先煎）15g　知母10g

黄柏10g　　　巴戟天10g　　肉苁蓉10g　　　当归10g

赤芍10g　　　白芍10g　　　虎杖15g　　　　葛根15g

川牛膝10g　　丹参15g　　　生黄芪15g　　　茯苓30g

女贞子12g　　红花3g　　　　茺蔚子10g

四诊：2008年9月4日。近日烘热出汗，脱发，口苦，嗜睡。舌苔淡黄白，脉弦小。原方去紫石英，赤白芍加紫河车10g，山萸肉10g，旱莲草12g，砂仁3g（后下）。

五诊：2008年10月21日。9月20日有少量褐色分泌物，烘热出汗及心烦减轻，偶有耳鸣，脱发。舌苔淡白腻，脉沉细。今日查FSH：85.61mIU/ml，E_2：135.20pmol/L。治法：补肾填精，养血疏肝。

方药：

炙龟甲（先煎）15g　炙鳖甲（先煎）15g　何首乌12g　　菟丝子20g

女贞子15g　　　肉苁蓉10g　　　虎杖15g　　　葛根15g

丹参20g　　　　红花6g　　　　　生黄芪15g　　合欢皮30g

柴胡10g　　　　制香附10g　　　莲子心1.5g　　知母10g

川牛膝10g　　　紫河车10g　　　竹茹12g

六诊：2008年12月23日。烘热出汗减少，纳便好。舌淡，舌体大，苔薄白，脉沉弦。原方去柴胡、川牛膝加玫瑰花10g、巴戟天10g、怀山药30g。

【按语】患者临近"七七"之年，肾阴不足，天癸渐竭，肝肾同居下焦，乙癸同源，肾水不足以滋养肝木，易致肝肾阴虚，阴不维阳，虚阳上越，故烘热汗出。肾水不足，不能上济于心，心火独亢，热扰神明，神明不安则多梦。发为血之余，精血不足，发失所养，故脱发、白发增多。舌脉亦为肝肾阴虚，虚热上扰之象。治疗以补肝肾为法。方中丹皮、山药、泽泻、地黄、何首乌、茯神滋补肝肾；茯神且有安神定志之功；当归、白芍养血调经；龟甲补肾填精；黄芪补气；百合、合欢皮养心安神解郁；何首乌、旱莲草补肝肾、养发乌发；枳壳行气。全方共奏滋养肝肾、添精益髓、调理冲任之功。

三诊时患者已无烘热汗出，脉象见缓，为阳气不足之象，所以酌加补肾阳之紫石英、肉苁蓉、巴戟天。同时患者已70余天无月经来潮，所以加

蔡连香 妇科临证实录

丹参、红花等活血促使月经来潮。经治疗患者阴道少量褐色分泌物，诸症减轻。

四、跟师体会

女性在经断前后机体由健康均衡逐步向衰退的老年过渡，随着肾气日衰，天癸渐竭，冲任二脉逐渐亏虚，精血日趋不足，肾的阴阳易于失调，进而导致脏腑功能异常。围绝经期患者往往主诉很多，但要抓住主要矛盾，治疗原则重在调补肾阴肾阳。肾阴虚者滋肾养阴，肾阳虚者温肾扶阳，使其在新的基础上达到相对平衡。补阴不可过于滋腻，以免阻遏阳气；温阳不能过于辛燥，以免耗伤阴液。忌用苦寒、伤脾胃之品。

第九节 其他病证典型医案

一、闭经典型医案1例

饶某，女28岁。2006年9月3日初诊。

主诉：闭经6年。

现病史：12岁初潮起月经常稀发，2000年从南方到北京后工作压力大，转闭经，做过3次人工周期，停药仍闭经，注射黄体酮能来月经，Lmp 5月22日，为用孕激素来潮。平时易疲劳，饮食失节则易便秘，易紧张，急躁易怒，纳好，白带时多，性欲偏低。

既往史：患过霉菌性阴道炎。

经产史：月经史见上，2003年结婚，妊0，工具避孕。配偶体健。

理化检查：2006年7月14日查内分泌六项：LH：9.50mIU/L，FSH：5.52mIU/L，T：0.17nmol/L，P：0.21nmol/L，E_2：42.75pmol/L，PRL：9.66uIU/ml。甲功5项正常，2006年8月31日B超：内膜厚0.8cm，提示卵巢多囊样改变。

舌脉：舌苔薄黄舌质嫩，脉沉小滑。

西医诊断：继发闭经。

中医诊断：闭经。

辨证：肝肾两虚，冲任失调。

治法：补肝肾，调冲任。

方药：

菟丝子20g	覆盆子20g	茺蔚子10g	女贞子10g
何首乌10g	紫河车6g	当归10g	柴胡10g
鸡血藤15g	鸡内金10g	虎杖15g	竹茹12g
全瓜蒌15g	草决明10g	巴戟天10g	生黄芪15g

另服丹栀逍遥丸。

二诊：2006年9月24日。服药后疲乏、性欲减退有所好转，现无透明白带，急躁易怒，纳好，二便调。舌苔薄黄，脉小弦。治法：补肝肾，调冲任。

方药：

菟丝子20g	覆盆子20g	女贞子12g	茺蔚子10g
肉苁蓉10g	何首乌10g	淫羊藿10g	当归10g
丹参15g	黄精15g	刘寄奴10g	全瓜蒌20g
郁金10g	虎杖15g	丹皮10g	莲心2g
生甘草6g			

另服丹栀逍遥丸。

三诊：2006年10月15日。Lmp 10月15日，现量不多，色鲜红，数天前乳胀。舌苔薄黄，舌质红，脉弦小。治法：养血活血。

①经期：

当归10g	白芍12g	益母草15g	川牛膝10g
川续断12g	卷柏10g	柏子仁15g	枳壳10g
荷叶10g	黄芩10g	茺蔚子15g	生甘草6g

②经后：9月24日方加白芍12g。

【按语】患者用黄体酮后能来月经，说明体内有一定的雌激素，孕激素分泌不足，子宫内膜处于增生状态，外源性的孕激素使子宫内膜转变为分泌期，并伴随药物撤退而发生内膜脱落、出血。

中医认为：肾藏精，主冲任，肾精充盛，才能"肾气足，冲任脉盛，天癸至，月事以时下。"患者初潮起即月经稀发，后环境改变诱发闭经。现且见性欲低下，肾为作强之官，由此可见，患者肾虚为本。患者因环境改变发病，压力大，易紧张，说明闭经与精神因素有关，《素问·阴阳别论》曰"二阳之病发心脾，有不得隐曲，女子不月。"明确指出闭经与情绪有关。

肝肾同源，肝藏血，主疏泄，血海充盈有度，月经才能按时来潮。因此，月经的正常与否与肝肾功能密切相关，脏腑功能失调则致冲任气血蓄积失常。肝肾两虚，冲任失调为该患者闭经的主要病机。治法：补肝肾，调冲任。菟丝子、女贞子、覆盆子、巴戟天补肝肾，紫河车补精血、益气。何首乌、当归、茺蔚子、鸡血藤、虎杖养血活血调经，祛瘀通络，首乌、当归还具润肠通便之效。黄芪补脾肺之气，鸡内金健补脾胃，消化瘀积，脾胃功能正常，气血化源充足，后天之精不断滋养先天之精，月经才能正常来潮。全瓜蒌利气宽胸，润肠通便。《重庆堂随笔》记载瓜蒌"……舒肝郁、润肝燥、平肝逆、缓肝急之功有独擅也。"同时配合"丹栀逍遥丸"疏肝理脾清热。

奇经的生理特点以满为功，以通为用。闭经一病以本虚表实，虚实夹杂多见。蔡老师治疗闭经，不是一味地应用大量活血破血药物，而是补肝肾养血为主，佐以活血，使补而不滞，活血而不伤正。

二诊时患者疲乏、性欲减退有所减轻，治疗仍依前法。因其证见心烦急躁，舌尖红，所以选用性微寒的丹皮，既活血散瘀又清热，莲子心清心祛热。

三诊患者转经，量不多，所以养血活血。

二、盆腔炎典型医案4例

盆腔炎是女性内生殖器官及其周围结缔组织、盆腔腹膜发生的炎症。盆腔炎分为急性盆腔炎和慢性盆腔炎。

急性盆腔炎为女性盆腔生殖器官及其周围结缔组织和腹膜的急性炎症，发病急，病情重，病势进展迅速，可发展为脓毒血症、败血症、感染性休克。多采用中西医结合治疗，西药抗生素抗感染，急性盆腔炎与古籍记载的"热入血室""产后发热"相似，为邪毒乘虚侵袭，稽留于冲任和胞宫脉络，与气血相搏结，邪正交争，而发热疼痛，治疗以清热解毒、利湿化瘀止痛为主，随症加减。

门诊以慢性盆腔炎多见，部分为急性盆腔炎迁延而来，也可见无急性发病史者。根据病变特点和部位，分为慢性输卵管炎、输卵管积水、输卵管卵巢炎、输卵管卵巢囊肿、慢性盆腔结缔组织炎。蔡老师认为慢性盆腔炎多为虚实夹杂，气虚为本，湿热瘀结为标，治疗首先顾护正气，在此基础上清热、利湿、祛瘀，瘀结日久，酌以软坚散结。慢性盆腔炎的治疗常在内服的基础上配合中药腹部外敷或灌肠等外治法。慢性盆腔炎者若带下色黄量多，腹痛不减，则配合抗生素。蔡老师认为慢性盆腔炎缠绵难愈，且宜反复发作，因此治疗扶正祛邪，且嘱患者坚持治疗巩固疗效。

案1 樊某某，32岁。2009年1月4日初诊。

主诉：经常下腹痛，腰酸，带多10余年。

现病史：10年前因洗浴池洗浴感染，出现阴痒，带多，后发展为腰腹痛。当时诊断为盆腔炎，以服中药为主，症状有所减轻，近1个月加重，黄带量多伴阴痒，乳胀，小腹胀痛。Lmp 2008年12月21日，经期6天，量中，平时自汗，便不干，纳一般。

既往史：乳腺小叶增生。

经产史：11岁初潮，月经7/30天，未婚。

妇科检查：外阴稍微红，肛查：子宫中位，偏小，无压痛，附件右侧未见异常，左侧增厚压痛。白带检查正常。B超：盆腔内有少量积液。

舌苔：舌边齿痕，舌淡黄厚，脉沉小滑。

诊断：慢性盆腔炎。

辨证：脾虚气弱，肝经湿热。

治法：益气健脾，疏肝化湿。

方药：

①内服方：

生黄芪20g	苍术10g	白术10g	炒扁豆15g
生薏苡仁20g	车前草20g	椿根皮12g	柴胡10g
郁金10g	赤芍10g	白芍10g	远志6g
川续断12g	延胡索10g	合欢皮20g	浮小麦30g
茯苓15g	徐长卿15g		

7剂，水煎服。

②外洗方：

蛇床子15g	黄芩12g	马齿苋20g	制香附12g
丹皮10g	赤芍12g	车前草15g	白蒺藜12g
淫羊藿10g	生甘草6g		

二诊：2009年1月18日。Lmp 2008年12月21日，黄带较多，阴痒减轻，

腹痛轻，仍有乳胀。舌苔薄黄白，脉沉小滑。

方药：原方去合欢皮、浮小麦，加鹿角霜15g，化橘红10g。

三诊：2009年2月15日。Lmp 1月18日，经期6天，量前3天偏多，痛经，服龙血竭4粒能止痛。有黄带，曾有稀薄白带量多，乳胀，腹痛明显减轻较多，纳好。苔白稍厚，脉滑。

方药：皮肤康洗剂外用，服四妙丸。

四诊：2009年3月8日。Lmp 2月18日，胃不适，症状明显减轻，有时阴痒黄带，纳一般，便调。舌苔淡黄白厚，脉沉细弦。治法：健脾和胃，止带，佐以疏肝。

方药：

党参20g	苍术10g	白术10g	茯苓20g
枳壳10g	炒扁豆15g	川朴6g	柴胡10g
佛手10g	鹿角霜15g	炒谷麦芽各10g	鸡内金10g
炒薏苡仁15g	白芷6g	车前草15g	鱼腥草20g
椿根皮10g			

【按语】脾虚运化失职，水湿内停，湿邪下注伤及任带，致任脉失固，带脉失约而成带下病。肾开窍于前后二阴，主闭藏，又与任脉相系。因此，脾肾功能失常是带下病发病的内在条件。

患者因洗涤用品不洁，湿毒之邪乘虚而入，直犯阴器胞宫，结于任脉，秽液下流故带下量多。湿热郁遏煎熬津液故带色黄。肝脉循阴器，湿热郁滞肝经故阴部瘙痒，小腹胀痛、乳胀为肝经湿热见证，湿热阻滞，血行不畅可致血瘀。患者发病已十余年，久病气虚，因此，该患者病机为虚实夹杂，脾气虚为本，肝经湿热为标，兼有血瘀。治疗以益气健脾、疏肝化湿为法，黄芪、白术、扁豆、薏苡仁、茯苓健脾利湿，苍术健脾燥湿，车前草、椿根皮利湿清热，柴胡、郁金、赤白芍疏肝理气、养血活血，川续断补肾，徐长卿祛风止痛止痒，延胡索止痛，浮小麦敛汗。同时配合清热解毒、凉血祛湿中药外洗。治疗2周后患者症状明显减轻，所以仍以原方加减治疗。三诊时以"四妙丸"巩固治疗，方中黄柏燥湿清热，苍术燥湿健脾，牛膝补肝肾，活血通经，兼可引药下行，薏苡仁健脾利湿，导湿热从小便出。蔡老师治疗宫颈糜烂及盆腔炎、阴道炎等有湿热征象者常选用二妙丸或四妙丸，对于湿热偏重、体质较好者多用二妙丸，而对于疾病慢性期，湿热不重，老年人多用四妙丸。四诊时患者黄带及阴痒明显减轻，但有胃脘不适，舌苔厚淡黄，所以在健脾和胃的基础上清热利湿止带。

案2 徐某某，30岁。初诊：2008年8月10日初诊。

主诉：经常下腹疼3~4年。

现病史：2004年人工流产后急性盆腔炎发作，抗生素治疗后好转，后时常腹痛，以两侧下腹疼为主。月经7/37天左右，量中，痛经。Lpm 8月8日，平时腿足发麻。

既往史：曾B超诊为"巧克力囊肿"。

经产史：15岁初潮，月经7/30~40天，痛经时有，妊1产0人流1。

舌脉：舌质暗，舌体大，舌苔灰白。脉沉弦。

西医诊断：腹痛（慢性盆腔炎？）。

中医诊断：腹痛。

中医辨证：气虚血瘀。

治法：益气化瘀，通络。

方药：

生黄芪20g	桂枝6g	赤芍10g	白芍10g
益母草15g	炒蒲黄(包煎)10g	五灵脂10g	川续断12g
丝瓜络12g	木瓜10g	鸡血藤15g	当归10g
败酱草15g	甘草6g	秦艽10g	怀牛膝10g
车前草15g			

二诊：2008年8月17日。Lmp 6月8日，量中，手麻，腹泻。舌脉：舌质暗，苔薄黄，脉弦。妇科检查：外阴类湿疣，宫颈中度糜烂，子宫前位常大，活动。宫骶韧带增厚。治法：养血活血通络。

方药：

当归10g	川芎15g	鸡血藤20g	丹参15g
桑枝15g	桂枝6g	葛根15g	生黄芪20g
木瓜10g	赤芍10g	白芍10g	丝瓜络12g
白术15g	鸡内金10g	焦三仙各30g	

处理：50%三氯醋酸烧灼湿疣。

三诊：2008年8月27日。服药后手已不麻，Lmp 5月8日，白带色黄，腹疼仍有，无乳胀，纳好，便调。类湿疣基本脱落。舌苔薄白质暗红，脉弦滑。
治法：养血健脾，化瘀通络。

方药：

①内服：

当归10g	赤芍10g	白芍10g	丹参15g
党参20g	炒白术15g	炒扁豆15g	炒薏仁15g
莪术10g	白花蛇舌草20g	没药10g	败酱草15g
车前草15g	延胡索12g	川续断12g	

②外洗：

蛇床子15g	苦参15g	黄柏10g	木贼草20g
马齿苋20g	板蓝根15g	制香附10g	薄荷^{后下}10g
苍耳子10g	车前草15g		

四诊：2008年9月3日。Lmp 8月8日，目前避孕。妇科检查：宫颈中度糜烂。TCT：中度炎症。舌质暗红，舌苔薄。脉弦带滑。

方药：

①外洗药：上方不变，4剂。

②内服药：益气养血补肾。

生黄芪20g	党参20g	益母草15g	枳壳12g
马齿苋20g	炒蒲黄^{包煎}10g	五灵脂10g	茜草根15g
败酱草15g	柴胡10g	白芍12g	延胡索12g

五诊：2008年10月19日。腹疼显著减轻，但有发麻感觉，便溏，纳好，眠欠佳。易疲乏，情绪易激动，白带色黄。舌苔薄白质暗，脉弦带滑。治法：补肾健脾养血。

方药：

菟丝子20g	山药20g	山萸肉10g	白术12g
茯苓15g	丹参12g	鸡血藤15g	木瓜10g
夜交藤30g	柴胡10g	玫瑰花10g	百合20g
芦根15g	赤白芍各10g	炒扁豆10g	砂仁^{后下}3g
枳壳10g			

后复诊，诸症减。巩固治疗近半年。

【按语】慢性盆腔炎属中医学"癥瘕""痛经""带下""不孕"等范畴。

临床表现出"不通则痛"的特点。患者症见痛经，月经错后，平时腹痛，腿足发麻，舌体大，舌质暗，脉沉弦，为气虚血瘀之象。患者人流术后发现盆腔炎，术后胞脉空虚，湿热邪毒乘虚而入。病久伤及正气，气虚不运，瘀血内停，正如《医林改错》："气无形不能结块，结块者，必有形之血也。"同时脾不健运，湿由内生，湿性下流，郁于下焦，日久化热。湿阻气机，热灼津液，聚而不散，生痰，致瘀，湿热之邪与气血互结，窒塞经脉，逐渐增大，发为本症。所以该患者气虚为本，血瘀为标，兼有下焦湿热。

患者气虚血瘀，肌体失于濡养，所致麻木。李杲称"麻者，气之虚也。真气弱，不能流通，至填塞经络，四肢俱虚，故生麻木不仁"。

方中黄芪补虚益气，当归、赤白芍、益母草、蒲黄、五灵脂、鸡血藤养血活血。车前草、败酱草利湿清热。丝瓜络、木瓜舒筋活络。桂枝、秦艽温经通脉、舒筋络。牛膝引药下行。诸药合用，益气化瘀、活络。后随症加减，腹痛减轻，腹胀，外阴痒，酌加补肾，健脾利湿之品。

案3 张某，37岁。2008年3月20日初诊。

主诉：经常下腹痛3年。

现病史：患者3年前经期同房后症见腹痛、带黄，诊为急性盆腔炎，抗菌治疗后好转。后经常下腹痛，伴腰酸。外院查人乳头瘤病毒（HPV）DNA阳性，上个月外院查宫颈湿疣伴宫颈轻度鳞状皮内瘤变（CIN I），宫颈黏膜慢性炎，慢性盆腔炎。现在外院局部上药及口服中成药。曾查解脲支原体（UU）阳性。月经规律5~6/20天，量中，无痛经。Lmp 3月8日，平时腰骶坠胀，左腿沉麻。妇科检查：子宫前位常大，活动可，无压痛，左宫旁组织增厚，余未见异常。舌苔薄白腻，脉弦。

西医诊断：宫颈上皮内瘤变－轻度鳞状上皮内瘤变（LSIL），盆腔炎。

中医辨证：脾肾不足，湿热瘀结。

治法：补脾肾，化瘀清热利湿。

方药：

①保留灌肠方：

柴胡10g	败酱草15g	赤芍12g	升麻5g
青皮10g	陈皮10g	蒲公英15g	黄柏10g
没药10g			

②内服中药：

生黄芪15g	女贞子12g	莪术10g	当归10g
茯苓30g	泽泻10g	怀山药15g	杜仲10g
狗脊10g	鸡血藤15g	桂枝3g	延胡索12g

二诊：2008年4月8日。服药后腰骶酸疼缓解，左下腹疼痛减轻，Lmp 4月2日，经期5天。舌苔薄黄，舌中有细裂纹，脉弦。

方药：

①保留灌肠原方7剂继用。

②内服药原方加淫羊藿10g，生地12g。7剂，水煎服。

三诊：2008年4月17日。腹痛减轻，UU转阴。舌苔薄白有纽裂纹，脉弦细。妇科检查：宫颈尚光，白带呈脓样。

方药：

①3月20日保留灌肠方加车前草15g、红藤15g、土茯苓20g。

②内服方剂：3月20日原方去桂枝，狗脊加银花20g、生薏苡仁30g、黄柏10g。

四诊：2008年4月24日。中药口服配合灌肠后腹痛好转。舌质淡苔黄腻，脉弦。治法：益气健脾，理气活血。

方药：

①内服方：

党参30g	苍术10g	白术10g	茯苓30g
泽泻10g	柴胡10g	赤芍10g	白芍10g
升麻5g	车前子^{包煎}10g	没药10g	炒扁豆15g
枳壳10g	延胡索10g	炒薏苡仁30g	生甘草6g

②保留灌肠方：

柴胡10g	红藤15g	蒲公英12g	忍冬藤30g
萆薢10g	土茯苓15g	桂枝6g	川续断12g
车前草15g	乌药10g		

【按语】患者不注意性生活卫生是导致盆腔炎及CIN的重要原因之一。如《诸病源候论·八瘕候》中说："若经血未尽而合阴阳，即令妇人血脉挛急，小腹重急支满……"经期血室正开，湿热邪毒乘虚而入，聚而不散，致瘀，湿热之邪与气血互结，壅塞经脉，而见腹痛，宫旁组织增厚。湿热下注

而带黄。患者亦有腰疼，为肾虚的表现。蔡老师认为慢性盆腔炎后期不能只用清热解毒，尚需扶正提高免疫力，也有助于宫颈上皮内瘤变的恢复。以黄芪、山药、茯苓健脾益气提高免疫力，狗脊、杜仲补肾强腰膝，且温补固涩治白带过多；当归、莪术、鸡血藤养血活血，桂枝温通血脉，同当归、莪术、鸡血藤一同逐瘀消癥；泽泻利水渗湿泄热，性寒能泄下焦湿热；延胡索理气止痛；全方扶正祛邪。以清热利湿、理气活血药物灌肠。二诊时白带呈脓样，内服药加银花、薏苡仁、黄柏，灌肠药加车前草、红藤、土茯苓加强清热解毒、利湿之功。

灌肠药通过直肠黏膜吸收，渗透至盆腔病变部位，药效更能接近于病灶，增强局部血流量，改善微循环，从而起到松解炎性粘连，使之软化吸收，达到抗炎、杀菌、消肿、破瘀、散结作用。二法合用，相得益彰，从而获得满意疗效。

案4 邓某某，31岁。2008年8月28日初诊。

主诉：腹痛间断发作3年。

现病史：2005年因异位妊娠切除左输卵管，后因腹痛就诊，诊为盆腔炎，近几年经常左下腹疼痛，近日在外院查附件增大压痛，阴道炎反复发作，曾查支原体弱阳，现仍有黄带，BV弱阳。月经3/30天，量不多，痛经，Lmp 8月28日，Pmp 7月29日。否认特殊病史及过敏史。实验室检查：BV弱阳，滴虫阴性。

舌脉：苔黄，脉弦。

诊断：慢性盆腔炎。

辨证：湿热瘀结。

治法：清热解毒，化瘀利湿。

方药：

丹皮10g	柴胡10g	赤芍12g	败酱草15g
生薏苡仁12g	益母草20g	车前草30g	没药10g
延胡索10g	枳壳10g	制大黄炭6g	陈皮10g
生甘草6g	川续断12g	鸡内金10g	山楂炭10g

二诊：2008年10月14日。Lmp 9月28日，经期3天，量偏少，痛经。左下腹痛有所减轻。舌苔淡，脉弦小。妇科检查：宫颈轻度糜烂，子宫前位，

常大，活动，无压痛，左附件压痛，右附件未见异常。治法：清热解毒，养血除湿。

方药：

丹皮10g	柴胡10g	忍冬藤20g	萆薢10g
莪术10g	丹参15g	赤芍10g	鸡血藤15g
车前草15g	生薏苡仁15g	车前子10g	黄柏6g
生黄芪15g	川续断12g	枳壳10g	延胡索12g

【按语】宫腔手术后，湿热邪毒乘虚侵袭，稽留于冲任及胞宫脉络，阻滞气血，导致湿热瘀血内结冲任、胞宫。日久湿热之余邪与气血搏结，则少腹部疼痛，湿热下注则带下量多色黄，舌苔黄腻、脉弦为湿热瘀结之象。方中丹皮、败酱草清热解毒、散瘀；柴胡、枳壳、陈皮疏肝健脾理气；赤芍、益母草、鸡内金、山楂炭活血祛瘀；没药、延胡索祛瘀止痛；薏苡仁、车前草健脾、利湿；川续断补肾；甘草调和诸药，全方共奏清热解毒、养血祛湿之功。

二诊时患者腹痛有所减轻，但仍有痛经，且月经量偏少，因此方中加鸡血藤、丹参养血活血，忍冬藤既能清热解毒又能清经络中湿热之邪而止疼痛，萆薢利湿浊治疗宫颈糜烂导致的白带异常。方中黄芪补气益气血生化之源，同时元气愈旺，愈能鼓舞赤芍、莪术等活血散瘀消癥之力，且黄芪补气，得莪术以流通，使不而不滞，临证相得益彰。

蔡老师认为盆腔炎多虚实夹杂，常反复发作，故治疗周期较长。

三、妊娠病证典型医案2例

（一）妊娠恶阻案

李某某，24岁。2007年12月27日初诊。

主诉：停经57天，恶心3天。

现病史：患者于2004年异位妊娠手术后一直未避孕未孕，服蔡老师药物终于妊娠。现停经57天，Lmp 11月1日，昨日查PRO 36.16nmol/L，血β-HCG 37876mIU/ml。刻下症见恶心，晨起呕吐，厌油腻，无腰腹痛，白带不多。二便调，眠可。无特殊病史。

经产史：12岁初潮，5/30~35天，孕1产0，宫外孕史。

舌脉：舌苔薄白，舌质嫩，脉弦细。

西医诊断：早孕。

中医诊断：妊娠恶阻。

中医辨证：脾肾不足，肝胃不和。

治法：补肾安胎，和胃降逆。

方药：

菟丝子20g	覆盆子15g	川续断12g	黄芩6g
竹茹12g	太子参10g	怀山药12g	生姜3片

二诊：2008年1月8日。停经60+天，无呕吐，仍恶心厌油，纳呆，黄白带少量，无腰腹痛，12月27日查PRO：111nmol/L，β-HCG：50000mIU/ml。舌苔薄黄，脉弦小。

方药：中药原方加百合15g、何首乌10g、炒枣仁15g。

三诊：2008年1月22日。停经83天。今日B超：宫内孕9w+1d，无阴道出血。舌苔薄白，脉弦小滑。

方药：

菟丝子20g	川续断12g	覆盆子12g	太子参20g
紫河车6g	竹茹12g	生黄芪15g	白术12g
黄芩12g	当归10g	怀山药20g	谷芽15g

四诊：2008年2月26日。今日查HCG：88720mIU/ml，PRO：128.40nmol/L，B超：宫内单活胎14w+4d，已停黄体酮1周。舌苔薄白边齿痕，脉弦。建议产科建档。

【按语】患者就诊时虽无腰腹痛、阴道出血等先兆流产症状，但测孕酮值偏低。所以中西医结合保胎治疗。患者还有恶心、厌油腻的症状，病机为孕后营血下聚以养胎元，肝血相对不足，肝阴不足而肝阳偏亢，肝气犯胃，胃失和降，气机上逆。治疗以补脾肾安胎为主，兼以和胃降逆。方中菟丝子补肾安胎，固摄冲任，肾旺自能荫胎；覆盆子、川续断补益肝肾；太子参、山药健脾益气养阴，以后天养先天，生化气血以化精，先后天同补加强安胎之功；黄芩坚阴清热；生姜和胃止呕，与竹茹配合则清中有温。

许多妇科学论著中均提到半夏有降逆止呕之功，治疗妊娠恶阻疗效肯定，但经观察，蔡老师从未用半夏治疗妊娠期疾病，蔡老师认为半夏有毒，对胚胎不利。陈自明《妇人大全良方》中亦指出："半夏有动胎之性。"

（二）妊娠外感案

徐某，32岁。2007年11月20日初诊。

主诉：停经37天，上呼吸道感染1天。

现病史：Lmp 11月19日，今查HCG：5765mIU/ml，PRO：60.54nmol/L。昨日感受风寒后流清涕，咳嗽，黏痰，无腰腹疼白带稍多。无特殊病史。

舌脉：舌苔薄白边齿，脉弱。

诊断：妊娠外感。

治法：解表散邪，安胎。

方药：

荆芥穗_{后下}6g	防风3g	连翘10g	黄芩10g
前胡10g	桔梗10g	苏叶6g	桑寄生15g
炒白术12g	竹茹12g	川续断12g	

3剂，水煎服。

二诊：2007年12月27日。停经39天，上呼吸道感染已减轻，白黄带伴血丝。舌脉：舌苔薄黄尖红，脉弦小。治法：补肾安胎，清热。

方药：

菟丝子20g	川续断12g	桑寄生15g	紫河车10g
竹茹12g	白芍10g	黄芩10g	黄连3g
莲肉12g			

【按语】对于妊娠外感的患者，需在安胎的基础上祛邪，且不能用过于苦寒的解表药，以防伤及胎元，用药中病即止。方中荆芥、防风祛风解表，荆芥性较平和，防风甘缓不峻；黄芩清上焦之热，同时有清热安胎之效，苏叶发表散寒，安胎；前胡微寒，祛痰，宣散风热；连翘清热解毒；桔梗宣肺化痰；竹茹清热化痰；桑寄生、川续断、白术补脾肾安胎。服药3剂后，外感症状减轻，所以以补肾安胎为主，酌加黄芩、黄连清热。

四、产后缺乳典型医案2例

乳汁通畅与否和气血盛衰、精神因素、气滞血凝有着密切的关系。其原因各异，症状有别，临证必须详查病因，对症用药。治疗应以通络行滞为主。气血虚弱者，当补而行之。肝气郁结者，宜疏而行之。

案1　李某，34岁。2009年4月23日初诊。

主诉：产后乳汁少。

现病史：2008年12月18日顺产一女，6斤2两，一直哺乳，但乳汁不多。2个月前感冒后乳汁明显减少，无乳胀，产后一个半月恶露方净，现未转经。平时睡眠不足，纳呆，便干，4天一次。胸骨两旁及后背疼痛，腰酸疼，疲乏，阴道干涩，性欲低。

既往史：1994年诊为甲状腺功能亢进症。否认药食过敏。

经产史：12岁初潮，月经3~4/31天，量中少，色深，无血块及痛经，妊3产1人流2。

舌脉：舌嫩，苔薄黄，边有齿痕，脉沉弦小。

诊断：产后缺乳。

辨证：气血不足。

治法：补益气血，通乳汁。

方药：

生地10g	熟地10g	当归10g	白芍10g
白术10g	党参15g	肉苁蓉10g	丝瓜络12g
山药15g	王不留行10g	漏芦10g	川续断12g
桑寄生10g	鸡内金10g	全瓜蒌15g	

二诊：2009年5月7日。服药后患者乳汁明显增多，腰疼减轻，仍有便干。

方药：上方去川续断，加何首乌10g。

【按语】蔡老师治疗缺乳，主要依据乳汁或清或稠，乳房有无胀痛，再结合其他症状与舌脉以辨其虚实。该患者乳房不胀，有疲乏、腰酸痛，舌质嫩、边有齿痕，脉沉弦小，证属气血虚弱。分娩之后，脾胃化生的精微，其部分随冲脉与阳明之气上行化生乳汁，所以有"妇人乳汁乃冲任气血所化"之理。患者气血不足，乳汁化源不足，故乳汁少，乳房无乳汁蓄积故柔软无胀感。脾阳不振，运化失司，故倦怠乏力、纳少。肾虚则腰酸痛、阴道干涩、性欲低。治疗以补益气血、通脉增乳为法，当归、白芍、白术、党参、地黄补脾益气血；川续断、桑寄生、肉苁蓉补肾；丝瓜络、王不留行、漏芦通经下乳；全瓜蒌宽胸散结通络；鸡内金消食化积。全方共奏补气益血、通脉增乳之功。

本案中应用鸡内金运脾消食，而不用麦芽，因麦芽有回乳之功。

蔡老师治疗本病，无论虚实，均佐入通络下乳的药物，以助乳汁运行。

案2 卢某，26岁。2008年11月6日初诊。

主诉：产后乳汁少。

现病史：2008年9月18日剖腹产男婴3.25kg，哺乳，现乳汁少、清，乳房不胀。余无不适。无特殊病史。

舌脉：舌质暗，苔薄黄，脉弦带滑。

诊断：产后缺乳。

辨证：气血不足。

治法：益气养血通乳。

方药：

党参30g	生黄芪20g	白芷6g	当归10g
何首乌10g	麦冬10g	生地10g	熟地10g
柴胡10g	通草3g	王不留行10g	漏芦10g
白术12g			

二诊：2008年11月27日。药后乳汁增多，乳胀出现。舌苔薄白，脉弦小滑。方药：原方加丝瓜络12g、山药20g、鸡内金10g。

【按语】该患者乳汁少甚无，乳房柔软，属气血虚弱。如乳汁浓稠，乳房胀硬或有疼痛，多属肝郁气滞。据此，该患者证属气血虚弱证，治疗以益气养血为主，佐以疏肝通乳。方中党参、黄芪、白术、熟地、何首乌、当归健脾补气养血，以滋乳汁生化之源；生地、麦冬养血滋阴；柴胡疏肝解郁，白芷、通草、王不留行、漏芦痛经下乳散结。诸药共奏健脾益气养血、疏肝通乳之效。

五、子宫肌瘤典型医案2例

子宫肌瘤是女性生殖器最常见的良性肿瘤，也是人体最常见的肿瘤。主要由平滑肌细胞而成，其间有少量纤维细胞。多见于30~50岁妇女，以40~50岁最为多见，20岁以下少见。分为肌间壁肌瘤、浆膜下肌瘤、黏膜下肌瘤。

子宫肌瘤属中医癥瘕范畴，治以活血化瘀、消癥，常用桂枝茯苓丸合理冲汤加减，酌加海藻、牡蛎等软坚散结之品。

案1 张某某，43岁。2008年11月20日初诊。

主诉：痛经10年，伴经量增多，加重2年。

现病史：近10年月经7/26~27天，第1~2天量颇多，腹胀痛，血块排出后未见明显减轻，每次服芬必得2片/日，今日有红色分泌物，便干，头昏，纳眠可。尿黄，白带浑浊。无特殊病史及过敏史。消毒下妇检：宫颈轻度糜烂，宫口有少量出血，子宫前位如孕9w大小，质硬，活动，无压痛，左附件增厚压痛，右附件未见异常。B超：子宫内膜0.7cm，子宫底3.5cm×3.2cm低回声，子宫8.2cm×7.6cm×6.5cm。

舌脉：舌质淡暗，苔薄白，脉弦。

西医诊断：子宫肌瘤，月经过多，盆腔炎。

中医诊断：癥瘕，月经不调。

辨证：气虚血滞。

治法：益气化瘀止痛。

方药：

①月经期：

生黄芪30g	党参30g	益母草15g	马齿苋30g
枳壳12g	制大黄10g	草河车15g	生地榆30g
黄芩10g	白花蛇舌草20g	藕节15g	白芍15g
鹿角霜15g	阿胶珠12g	炒蒲黄12g	鸡内金10g
延胡索15g	升麻5g	三七粉^{冲服}1.5g	

②平时服：

生黄芪30g	党参20g	知母10g	天花粉10g
莪术10g	马鞭草15g	白花蛇舌草20g	鸡内金10g
山萸肉10g	草决明15g	白术12g	海藻10g
浙贝母10g	枳壳10g	三七粉^{冲服}1.5g	

二诊：2009年3月3日。经期月经量明显减少，痛经减轻。便干。原方加麻仁10g，

【按语】患者痛经、月经量多，附件增厚压痛，B超示子宫肌瘤，证属气虚血滞，气虚不能摄血，冲任不固，则月经量多。《医林改错》："气无形不能结块，结块者，必有形之血也。"癥瘕以血瘀为标，瘀血结于小腹，不通则痛。蔡老师治疗癥瘕，体现了"养正积自除"的观点，以生黄芪、党参、白术扶正，而佐以攻伐之剂。莪术、三七活血散瘀；鸡内金消食化坚；浙贝母、海藻化痰散结，枳壳行气，认为癥瘕为瘀、痰、食互患，且有气滞，如《济

阴纲目》所言："盖瘕气之中未尝无饮，而血癥，食癥之内未尝无痰。则痰、食、血又未有不先因气病而后形病也。故消积之中，尝兼行气消痰消瘀之药为是。"方中同时配伍清热消痛之品，全方扶正祛邪。经期，针对月经量多、痛经，予益气调血固冲任，止痛之法。

癥瘕治疗需待以时日，如陈自明《妇人大全良方》："当以岁月求之，故欲速效，投以俊剂，反致有误。"

案2 刘某，41岁。2009年3月3日初诊。

主诉：体检时发现子宫肌瘤3~4个月。

现病史：2008年11月B超发现子宫肌瘤，5.1cm×3.7cm，血流不丰富。月经5/30天，量中少色暗有血块，腰酸，无腹痛。Lmp 10月2日，平时便秘，纳好，中期有透明白带。

既往史：宫颈糜烂。

经产史：13岁初潮，月经5/30天，妊2产1。孩子17岁，体健。

舌脉：舌质嫩，苔薄白，边有齿痕。脉沉弦。

诊断：子宫肌瘤。

辨证：气虚伴肾虚血瘀。

治法：补气养血佐以益肾软坚化瘀。

方药：

生黄芪20g	党参15g	知母10g	天花粉12g
莪术10g	马鞭草15g	山药15g	浙贝母10g
肉苁蓉10g	百合15g	白芷10g	生山楂10g
生薏苡仁15g	全瓜蒌20g		

二诊：2009年3月17日。Lmp 3月10日，量中偏少，腰疼，白带不多。舌边有齿痕，苔薄白。脉沉弦。

方药：原方加白花蛇舌草15g、山萸肉10g。

【按语】子宫肌瘤属中医癥瘕范畴，乃妇人腹中结聚成块而成。《内经》叙述石瘕时即指出癥瘕为："气不得通，恶血当泻不泻，衄以留止"所成。蔡老师治疗子宫肌瘤，固元气为主，佐以攻伐之剂，活血散瘀同时化痰、消食散结。如本案以黄芪、党参、山药健脾补气；莪术辛散苦泄、温通行滞，既能破血祛瘀又能行气止痛；肉苁蓉补肾，并和全瓜蒌润肠通便；山楂消食化积、破瘀散结；浙贝母化痰清热散结；血瘀之处，必有伏阳，故以知母、花粉清之。花粉既能入血分助诸药而消瘀散结，又能清热润燥，正合血气郁久化热化燥之治；白芷、马鞭草散结消肿。全方共伍，共奏补气养血、益肾软坚散结之功。

六、老年性阴道炎典型医案1例

赵某某，58岁。2009年2月12日初诊。

主诉：绝经15年，阴道干涩。

现病史：绝经15年，阴道干涩，同房时阴道疼，带少。偶有烘热出汗，较前几年明显减轻，便干，纳眠好。

妇科检查：阴道潮红，分泌物淡黄，量中少。宫颈充血，尚光。余未查。

舌脉：舌苔薄白质细裂，脉弦细滑。

诊断：绝经期，老年性阴道炎。

辨证：肾阴不足。

治法：补肾清热，

方药：口服知柏地黄丸，外用保妇康栓。

二诊：2009年2月26日。阴道干涩有所减轻，余症同前。舌苔薄黄体胖，脉弦。继服上药。

【按语】患者已58岁，天癸竭，冲任二脉亏虚，精血亏虚，肾阴精亏，阴部失荣，故干涩不适；肠枯失荣则大便干燥；阴虚生内热故见烘热汗出。知柏地黄丸滋肾阴清热，使肾阴充沛虚火得清，则诸症可减。

七、乳腺增生典型医案1例

董某某，35岁。2007年10月21日初诊。

主诉：继发不孕2年余，乳房胀痛4个月。

现病史：2003年12月药流，后工具避孕，近两年未避孕。近4个月乳房胀痛，经前明显，诊为双侧乳腺增生。服"平消胶囊"及"乳块消"效不显。月经规律3~4/30天，量不多，时有痛经。Lmp 10月19日，未净，量很少，色黑。平时白带较多，疲乏，口干，纳、便、眠正常。

既往史：无特殊病史。

经产史：11岁初潮，月经3~5/30天，量中少。妊4产1人流3。

舌脉：舌苔薄黄中裂，脉弦细。

西医诊断：继发不孕，乳腺增生。

中医诊断：不孕症，乳癖。

辨证：肝肾不足，痰瘀互结。

治法：补肝肾，疏肝，软坚散结。

方药：

何首乌10g	菟丝子20g	女贞子12g	炮甲珠10g
炙鳖甲15g	柴胡10g	赤芍10g	白芍10g
制香附10g	佛手片10g	鹿角霜12g	玫瑰花10g
夏枯草10g	莪术10g	生甘草6g	

二诊：2007年11月11日。Lmp 10月19日。服药后乳房胀痛已不明显。舌苔薄白质嫩，脉弦。

方药：

当归10g	川芎10g	白芍12g	白术10g
茯苓20g	泽泻10g	菟丝子20g	女贞子12g
鹿角霜15g	炙鳖甲15g	夏枯草6g	制香附10g

【按语】患者因不孕及乳腺增生就诊，现患者乳房胀痛明显，所以先以治疗乳腺增生为主。该患者症见不孕，月经量少，脉弦细，有肝肾不足之象。患者希望生育，所愿不遂，久之肝气郁滞，气滞血行不畅，血瘀于内。疲乏、白带多为脾虚有湿，痰瘀互结，积聚乳房脉络而成"乳癖"。《外科集验论》曰："乳癖乃乳中结核……多由思虑伤脾，恼怒伤肝，郁结而成。"该患者辨证以肝肾不足为本，痰瘀互结。方中何首乌、菟丝子、女贞子补肝肾；芍药、莪术活血散瘀；炮甲珠、鳖甲活血通经、软坚散结；夏枯草清热散结；柴胡、佛手、玫瑰花、香附疏肝理气。经治疗患者乳腺增生症状好转，所以二诊时以补肝肾调冲任为主，佐以疏肝理气、散结之品。

参 考 文 献

［1］金红花. 益精补冲汤治疗卵巢储备功能低下55例临床观察. 中医杂志，2008，49（9）：790.

［2］韩玉芬，程淑蕊. 卵巢储备功能下降的预测及治疗. 中国计划生育学杂志，2007，2（136）：117.

［3］庞震苗，易颖，陈凯佳. 卵巢早衰发病的流行病学调查及可能性预测的数学模型的构建. 现代中西医结合杂志，2007，16（28）：4257.

［4］蔡连香，张树成. 中医治疗女性不孕重在调经探源. 中医药学刊，2004，22（5）：780–782.

［5］陈仁寿. 国家药典中医实用手册. 2版. 江苏科学技术出版社，2007：6（11）.

［6］成都中医学院中医教研室编. 中医妇科学. 人民卫生出版社，1986.

［7］肖承宗，吴熙. 中医妇科名家经验心悟. 人民卫生出版社，2009.

［8］罗颂平，张玉珍. 罗元凯妇科经验集. 上海科学技术出版社，2005.

蔡连香 妇科临证实录